编委会

生殖科普大讲堂

轻松孕：生殖医生讲试管

刘伟信
曾玖芝
李蓉　主编

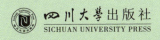
四川大学出版社
SICHUAN UNIVERSITY PRESS

图书在版编目（CIP）数据

轻松孕：生殖医生讲试管 / 刘伟信，曾玖芝，李蓉
主编 . -- 成都：四川大学出版社，2025. 3. --（生殖
科普大讲堂）. -- ISBN 978-7-5690-7849-7

Ⅰ . R321-33

中国国家版本馆 CIP 数据核字第 2025MK7318 号

书　　名：轻松孕：生殖医生讲试管
　　　　　Qingsongyun: Shengzhi Yisheng Jiang Shiguan
主　　编：刘伟信　曾玖芝　李　蓉
丛 书 名：生殖科普大讲堂

选题策划：许　奕
责任编辑：倪德君
责任校对：敬雁飞
装帧设计：裴菊红
责任印制：李金兰

出版发行：四川大学出版社有限责任公司
　　　　　地址：成都市一环路南一段 24 号（610065）
　　　　　电话：（028）85408311（发行部）、85400276（总编室）
　　　　　电子邮箱：scupress@vip.163.com
　　　　　网址：https://press.scu.edu.cn
印前制作：四川胜翔数码印务设计有限公司
印刷装订：四川煤田地质制图印务有限责任公司

成品尺寸：146mm×210mm
印　　张：4.25
字　　数：87 千字

版　　次：2025 年 8 月 第 1 版
印　　次：2025 年 8 月 第 1 次印刷
定　　价：48.00 元

扫码获取数字资源

四川大学出版社
微信公众号

主编简介

刘伟信　四川省妇幼保健院/四川省妇女儿童医院/成都医学院附属妇女儿童医院副院长，硕士研究生导师，享受国务院政府特殊津贴，四川省学术和技术带头人、四川省有突出贡献的优秀专家、四川省卫生计生领军人才、四川省卫生计生学术和技术带头人、四川省青年科技奖获得者。任中华医学会计划生育分会常委、四川省医学会第六届计划生育专委会主任委员、四川省医学会第四届生殖医学专委会主任委员、国家辅助生殖技术管理专家库专家、《中国计划生育和妇产科》副主编。主持国家自然科学基金等省部级以上科研项目20余项，获省部级科技进步奖5项，发表学术论文100余篇，SCI收录20余篇，主编或副主编学术专著7部。

曾玖芝　主任医师，成都医学院硕士研究生导师，四川省卫生健康委学术和技术带头人后备人选、国家辅助生殖技术管理专家库成员。任中国妇幼保健协会辅助生殖技术监测与评估专业委员会委员、中国医药教育协会生殖内分泌专业委员会委员、四川省医学会生殖医学专业委员会常务委员、四川省预防医学会生殖健康分会副主任委员、四川省妇幼保健协会生殖医学分会副主任委员、《中国计划生育和妇产科》杂志编委。主持多项省科技厅、卫健委科研项目，发表SCI及核心期刊学术论文50余篇，出版译著1本。

李 蓉 主任医师。任四川省医学会优生优育专业委员会常务委员、四川省妇幼保健协会生殖医学分会常务委员、四川省优生托育协会常务委员、四川省医学会生殖医学专业委员会委员、中国性学会女性生殖医学分会第二届委员会委员、四川省中医药发展促进会第一届中西医结合妇科分会常务理事、中国非公立医疗机构协会生殖医学专业委员会委员。主持院内课题1项，参与多项省级课题，发表学术论文20余篇，副主译英文书籍1部。

序

　　生育健康、聪明、可爱的宝宝是家庭和社会的共同目标。由于社会因素和环境因素的影响，女性生育年龄普遍推迟，不孕不育的发生率持续上升，女性生育力呈下降趋势。如何科学备孕、做到优生优育、保护生育力、提升生殖健康水平，受到全社会尤其是育龄人群的广泛关注。《"健康中国2030"规划纲要》《中国妇女发展纲要（2021—2030年）》强调要加强生殖健康知识普及和宣传，促进生殖健康服务融入妇女健康管理全过程，规范不孕不育诊疗服务和人类辅助生殖技术的应用。编写"生殖科普大讲堂"科普丛书和开展生殖健康科普宣传，对普及育龄人群生殖健康知识，提升全民健康素养和生殖健康意识，推动生殖健康促进工作具有重要意义。

　　科普丛书要兼具科学性、艺术性、趣味性、通俗性和实用性，达到普及健康知识、提升健康素养的目的。在临床上，我们深切地感受到育龄人群在备孕、怀孕和寻求辅助生殖治疗过程中存在诸多疑惑、困难和误区，也深知广大育龄人群对生殖健康、科学备孕、生育力评估、不孕不育等相关知识有较大渴求。"生殖科普大讲堂"科普丛书由长期从事生殖医学临床诊疗的专家和一线工作者编写。编者查阅大量的专业文献，结合丰富的临床经验，将关于生殖健康、孕前优生检查、不孕不育和优生优育的专业医学知识转化为通俗易懂的语言，以一对年轻的夫妻"暖妹儿""金哥"作为主角，通过他们之间生动有趣的对话展开故事。"生殖科普大讲堂"科普丛书编写团队期望本丛书兼具科学性和趣味性，使读者不仅愿意读，还能读个明白，帮助广大育龄人群不仅"生得出"，还"生得好"。

让我们"携手努力，共圆好孕"！

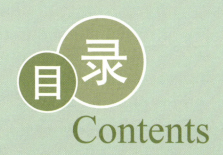

Contents

谁适合做试管婴儿？   1

第一代、第二代、第三代试管婴儿：如何选择？   5

做试管婴儿为什么要测 AMH？   9

有没有生育"后悔药"？   13

想要双胞胎，可以做试管婴儿吗？   17

想要儿女双全，试管婴儿不是捷径！   20

第二代试管婴儿比第一代更高级吗？   23

做第三代试管婴儿可以选择宝宝的性别吗？   28

"试管宝宝"不如自然妊娠的宝宝健康吗？   31

促排卵会透支卵巢吗？   34

"夜针"是什么？   38

取卵手术安全吗？   42

取卵手术的"减压秘籍"大公开   47

为什么取那么多卵子，得到的胚胎却那么少呢？   52

卵子与卵泡，别再混淆了　　　　　　　　　　　56

你的卵子够"漂亮"吗?　　　　　　　　　　　59

如何养出"圆滚滚"的卵子?　　　　　　　　　62

卵公主和精王子体外约会记　　　　　　　　　67

囊胚培养：提高成功率的秘密武器　　　　　　70

关于胚胎冷冻的那些事儿　　　　　　　　　　74

教你看懂胚胎评分　　　　　　　　　　　　　78

胚胎在体外如何"补充营养"?　　　　　　　　84

冷冻胚胎是如何被"唤醒"的?　　　　　　　　87

吃榴莲可以长内膜吗?　　　　　　　　　　　90

取卵后腹胀需要喝冬瓜汤吗?　　　　　　　　93

胚胎移植后总有褐色分泌物，需要吃止血药吗?　　96

胚胎移植术后乖乖在家躺，好孕才会来报到?　　99

谁来拯救千疮百孔的"PP"?　　　　　　　　103

试管之路——学会适当"躺平"才能真正"躺平"　107

和准爸爸一起减重吧!　　　　　　　　　　　111

为什么要做宫腔镜?　　　　　　　　　　　　115

解读卵子冷冻：科学、法规与个人选择　　　　119

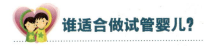 **谁适合做试管婴儿？**

暖妹儿："金哥，医生说我两边输卵管都堵了，堵的位置距离子宫很近，做手术效果不好，建议我做试管婴儿。"

金哥："啊？我们还这么年轻，不用做试管婴儿吧。你是不是弄错了？"

暖妹儿："没有弄错，医生就是这么说的。"

金哥："别着急，我们再一起去问问医生吧。"

医生："暖妹儿、金哥，你俩别着急。医院做试管婴儿是有严格指征的，轻度输卵管远端阻塞的年轻患者可考虑做腹腔镜手术，术中若发现输卵管损伤很轻微，术后宫内妊娠率可达80%，但异位妊娠率也有15%。而输卵管近端阻塞的患者可考虑做输卵管宫角吻合术，术后宫内妊娠率为16%～55%，异位妊娠率为7%～30%。像暖妹儿这种情况，双侧输卵管近端阻塞，手术效果欠佳，建议考虑直接做试管婴儿。"

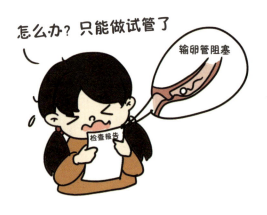

一、什么是试管婴儿？

正常情况下，精子和卵子在女性的输卵管里相遇并结合成受精卵，然后受精卵会移动到子宫里着床发育，慢慢长成一个宝宝。但是有些夫妻因为身体的原因，如女性的输卵管堵塞、男性的精子活力弱，卵子和精子就没办法顺利见面了。试管婴儿就像是给卵子和精子创造一次"体外约会"。医生先用药物帮助女性的卵巢排卵，然后通过一个小手术把这些卵子取出来。同时，男性提供精子。接着，医生在实验室里把精子和卵子放在一起，让它们在体外结合成受精卵。这些受精卵（每次会培养多枚受精卵）会在实验室里培养几天，等它们发育到一定程度，医生再挑选出质量好的胚胎，用一根很细很软的管子把它们移植到女性的子宫里。这些胚胎就像小种子一样，在子宫这个"土壤"里继续生长发育，最后就可能长成健康的宝宝啦。

二、哪些人需要做试管婴儿呢？

1. 输卵管性不孕：女性不孕最常见的原因，包括输卵管阻塞、粘连及积液，输卵管结扎或切除术后，输卵管妊娠术后，输卵管整形术后。

2. 排卵障碍：如多囊卵巢综合征（PCOS）、未破裂卵泡黄素化综合征，经过多次促排卵（≥3次）或手术治疗未能妊娠者。

3. 中重度子宫内膜异位症：经药物保守治疗或手术治疗未能妊娠者。

4. 男性因素：轻中度的少弱畸精子症，行人工授精未能妊娠者；严重的少弱畸精子症或无精症。

5. 原因不明的不孕：经过全面检查，不孕的原因不明确，且行人工授精仍未能妊娠者。

三、是不是所有符合条件的人都可以做试管婴儿呢？

答案是否定的，存在以下情况的人群不适合做试管婴儿。

1. 夫妻双方任何一方患有泌尿系统、生殖系统急性炎症或性传播疾病。

2. 夫妻双方任何一方酗酒、吸毒。

3. 夫妻双方任何一方存在认知功能障碍、无法完成知情同意。

4. 夫妻双方任何一方接触致畸量放射性物质、毒物、药品并处于作用期。

5. 女方子宫不具备妊娠功能。

6. 女方因疾病不能承受妊娠及分娩。

暖妹儿、金哥："医生，听完你说的，我们明白了。我们回家准备好证件就过来建档。"

参考文献

黄荷凤. 实用人类辅助生殖技术［M］. 北京：人民卫生出版社，2018.

（四川省妇幼保健院生殖中心　秦娟）

第一代、第二代、第三代试管婴儿：如何选择？

　　暖妹儿和金哥终于准备做试管婴儿了。在建档当天，他们疑惑地问医生："医生，听说试管婴儿分为第一代、第二代和第三代，是不是一代比一代好呢？我们需要做哪种呢？"

　　相信很多做试管婴儿的人都有这样的疑问，那现在我们就来说说到底这几代技术有什么区别。

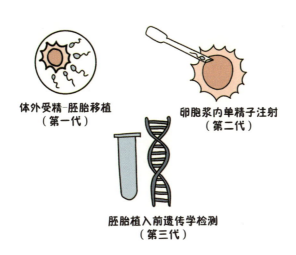

体外受精-胚胎移植
（第一代）

卵胞浆内单精子注射
（第二代）

胚胎植入前遗传学检测
（第三代）

一、什么是试管婴儿？

通俗来讲，试管婴儿就是将夫妻双方的卵子和精子取出体外，在体外培养系统里完成受精并发育成胚胎后，再将胚胎移植入宫腔而实现妊娠的技术。随着技术的进步，目前已经有第一代、第二代、第三代试管婴儿。

二、什么是第一代试管婴儿？

体外受精-胚胎移植（IVF-ET）就是我们常说的第一代试管婴儿，是将卵子与精子取出体外，在体外培养体系中**自然受精**并发育成胚胎，然后在合适时期将发育好的胚胎移植入宫腔内达到妊娠目的的一种辅助生殖技术。

第一代试管婴儿主要适用于以下情况：

1. 盆腔、输卵管因素导致的精子及卵子运输障碍。

2. 排卵障碍。

3. 子宫内膜异位症或子宫腺肌病。

4. 男方少弱畸精子症。

5. 早发性卵巢功能不全。

6. 高龄女性不孕（≥40岁）。

7. 不明原因不孕。

三、什么是第二代试管婴儿？

卵胞浆内单精子注射（ICSI）就是第二代试管婴儿，是从卵巢内取出卵子，借助显微操作系统将经过医学处理的单个精子**直接注射**到卵子细胞质内，从而使精子和卵子结合，卵子被动受精形成胚胎后移植入宫腔的过程。

第二代试管婴儿主要适用于以下情况：

1. 严重的少弱畸精子症。

2. 不可逆的梗阻性无精子症。

3. 常规体外受精失败。

4. 精子无顶体或顶体功能异常。

5. 胚胎植入前遗传学检测。

6. 冷冻卵子复苏后移植。

7. 卵子体外成熟后受精。

四、什么是第三代试管婴儿？

胚胎植入前遗传学检测（PGT）俗称第三代试管婴儿，就是在第二代试管婴儿的基础上，将胚胎培养至囊胚阶段进行**胚胎活检**，通过分子遗传学检测技术进行遗传性疾病的排查，选择无疾病表型的胚胎移植入宫腔，从而避免致病胚胎的妊娠。根据检测目的第三代试管婴儿分为三类：

1. 对胚胎进行整倍性筛查（PGT-A）。

目的是筛选出整倍体胚胎进行移植，主要针对高龄、复发性流产、胚胎反复种植失败等情况。

2. 单基因遗传病（PGT-M）。

单基因遗传病是某一个基因异常导致的遗传性疾病，而且该基因与相关疾病之间的因果关系已被证实。常见的单基因遗传病包括脊肌萎缩症、地中海贫血、白化病、肯尼迪病、遗传性聋、血友病、肝豆状核变性、杜氏肌营养不良等。单基因遗传病的检测相对来说要复杂些，需进行详细的遗传咨询与分析。

3.染色体异常（PGT-SR）。

染色体异常包括染色体结构异常和染色体数量异常，主要包括罗伯逊易位、相互易位、倒位缺失、插入、性染色体数目异常等。

所以，试管婴儿并不是一代更比一代好，需要具体情况具体分析，选择最合适的技术。像暖妹儿和金哥这种情况，选择第一代试管婴儿就可以了！

参考文献

［1］刘家柳，陈意欣，徐艳文.中国大陆胚胎植入前遗传学检测发展历程与技术贡献［J］.中国计划生育和妇产科，2023，15（11）：3-5.

［2］程德华，谢平原，胡晓，等.胚胎植入前遗传学检测技术的临床应用和发展前景［J］.实用妇产科杂志，2023，39（3）：167-171.

［3］黄荷凤.实用人类辅助生殖技术［M］.北京：人民卫生出版社，2018.

（四川省妇幼保健院生殖中心　孔旭梅）

做试管婴儿为什么要测AMH？

暖妹儿："医生！医生！我今天可以做试管吗？"

医生："AMH测了吗？数据是多少？"

暖妹儿："……"

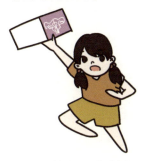

快来测测你的AMH吧!

到生殖中心就诊的姐妹想必都被问到过同样的问题，医生为什么那么关注你的AMH？今天就来给大家做个深入解答！

一、什么是AMH？

AMH，即抗米勒管激素，是一种糖蛋白，其基因位于19号染色体的短臂上。AMH由卵巢窦前卵泡和小窦状卵泡颗粒细胞分泌，是女性重要的调节生殖细胞生长和分化的因子。在胚胎发育过程中，AMH诱导米勒管分化成不同性器官。

二、为什么做试管婴儿的时候要检查AMH？

对于育龄女性而言，AMH能够直接反映卵巢的储备功能及反应性，即所谓的卵巢卵泡池的数量和质量。尤其对于进行试管婴儿的女性，医生更在意她们的卵巢储备功能，因为这直接关系到获卵数及移植胚胎的最终结局。

三、AMH的正常水平是多少？

年龄是影响AMH分泌的主要因素，不同人种和地区的女性AMH值的参考范围略有不同。

> **学霸阅读版：**
>
> AMH在胚胎第36周时由初级卵泡的颗粒细胞分泌，在新生儿期呈现短暂性高峰后维持在较低水平，从出生到出生后3个月会显著增加，同时抑制初始卵泡的再生和卵泡刺激素（FSH）依赖的卵泡（窦前卵泡）生长。AMH在16岁左右达到高峰，20～25岁时随年龄增长逐渐下降，绝经后在血液中几乎无法检测到。

简单版本：

不同年龄段女性AMH参考范围通常如表1所示。

表 1　不同年龄段女性AMH参考范围

年龄段	AMH参考范围（ng/mL）
30岁以下	2.50～6.30
31～35岁	1.88～6.08
36～40岁	1.71～5.30
41～45岁	0.78～3.56
46～50岁	0.76～2.80
围绝经期和绝经后	检测不出

在参考范围内，AMH数值越高，代表卵子库存量越充沛，受孕成功率越高；AMH值降低，表示卵巢储备功能下降，受孕成功率大打折扣。如果AMH值小于1ng/mL，意味着卵子库存量严重不足，自然受孕的概率很低。

所以姐妹们，快来测测你的AMH吧！

参考文献

［1］王进，张池，兰天，等.抗苗勒管激素在生殖内分泌领域的研究进展［J］.现代妇产科进展，2024，33（4）：317-320.

［2］Finkelstein J S, Lee H, Karlamangla A, et al. Anti-Müllerian hormone and impending menopause in late reproductive age: The study of women's health across the nation ［J］. J Clin Endocrinol Metab, 2020, 105（4）: e1862-e1871.

［3］Granger E, Tal R. Anti-Müllerian hormone and its predictive utility in assisted reproductive technologies outcomes ［J］. Clin Obstet Gynecol, 2019, 62（2）: 238-256.

（四川省妇幼保健院生殖中心　张亚南）

有没有生育"后悔药"？

经常有人说，女性最适合的生育年龄是30岁以下，因为这个年龄段女性的卵巢功能及身体功能都处于较好的状态。一旦年龄增大，尤其是38岁以后，卵巢功能急剧下降，卵子质量也跟着下降。那么，有没有什么生育"后悔药"，适合错过最适合生育年龄的女性呢？

可惜答案是否定的，从医学层面来讲，并不存在什么生育"后悔药"。但是不管在哪个年龄阶段，做到以下这些，都是可以有效提高卵子质量的！

一、作息规律，充足睡眠

经常熬夜的女性容易月经失调，脸上长痘痘，都是因为作息紊乱、神经内分泌失调，垂体和卵巢作为神经内分泌系统的一部分，它们的功能自然就会受到影响，进而影响卵泡的生长发育。

二、健康减重，胖瘦适度

女性过胖或过瘦都可能影响卵巢的功能。过胖的女性容易出现代谢相关的疾病，如胰岛素抵抗、维生素D缺乏、高脂血症、脂肪肝等，这些疾病都会影响卵巢激素的分泌。过瘦的女性也会出现激素分泌异常，导致卵子质量下降。而且与大众的认知不一致的是，过瘦的女性也可能会发生胰岛素抵抗，对营养和运动的要求就更高一些。

我们可以通过合理的饮食安排、适量的运动来提高身体机能，但注意不要过度运动和追求很低的体重，不然神经内分泌系统也会出现问题。

三、保持健康，状态良好

这里的状态主要指身体的整体状态，包括甲状腺功能、催乳素、雄激素、胰岛素等内分泌激素的水平，都要保持在良好状态。这样才能够让我们的身体处于良好的备孕状态，不管是选择自然怀孕还是试管婴儿，都能够给卵子一个健康的生长环境。尤其是围绝经期的女性，保持良好的身体状态会使卵巢更加健康。

四、心情愉悦，烦恼走开

无论是男性还是女性，过度紧张和焦虑都会对神经系统产生一定的不良影响，进而影响生殖系统。

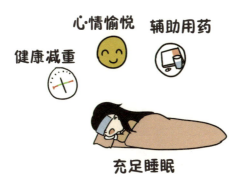

健康减重　心情愉悦　辅助用药

充足睡眠

五、辅助用药，科学有度

有一些女性朋友，尤其是年龄偏大一些的女性朋友，认为卵子的质量不好了、卵巢功能下降了，可以采取药物治疗逆转。非常遗憾的是，如果卵巢功能已经下降，目前是没有办法逆转的。一些辅助用药，如辅酶Q10、生长激素等，可以通过补充卵子生长所需的原料减少卵子的氧化应激，或者是通过促进线粒体的功能等来改善卵子的质量。但是大家一定要注意，在医生的指导下合理用药。

六、促排治疗，谨遵医嘱

卵巢反应的个体化差异比较大，同等卵巢功能的情况下，每个人的表现有所不同。所以必要时可进行个体化的促排卵治疗，让卵子发育得更好。

七、胚胎培养，个性化选择

对于尝试试管婴儿的朋友，在取卵手术后根据当天卵子质量或既往受精情况，可选择Time-lapse培养箱或普通培养箱进行胚胎培养，以减少胚胎在培养箱外的放置时间。

总之，做好以上几点，会对卵子质量的提高有所帮助！

参考文献

刘青，张涵，杨柳青，等.章勤论高龄女性辅助生殖技术助孕经验探析［J］.浙江中医杂志，2023，58（6）：442-443.

（四川省妇幼保健院生殖中心　张亚南）

想要双胞胎，可以做试管婴儿吗？

母上大人："暖妹儿，你们开始在生殖中心进行试管婴儿啦。你跟医生说一下，让他们给你'做'成双胞胎，最好是龙凤胎，这样我孙子孙女都有了，那群好姐妹会羡慕我的。"

暖妹儿："妈妈，医生说了，怀双胞胎风险大、并发症多，现在都建议每次只移植一个胚胎。"

母上大人："哼，你看我们小区里面那么多双胞胎，我打听了一下，好多都是做试管怀的。"

金哥："妈，你不相信的话，下次我们一起去问医生吧。"

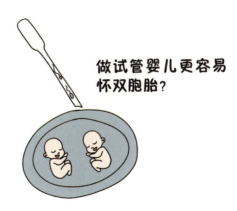

做试管婴儿更容易怀双胞胎？

医生："双胎及多胎妊娠的并发症发生率明显高于单胎妊娠，常见的并发症有早产、高血压、糖尿病、胎盘早剥等，所以随着辅助生殖技术不断成熟、胚胎质量和筛选技术提高，选择性单胚胎移植逐渐成为主流倡导的移植方式。越来越多的国家正在努力推广单胚胎移植，降低多胎妊娠率，提高母婴安全。"

2024年，欧洲人类生殖与胚胎学会（European Society of Human Reproduction and Embryology，ESHRE）发布了关于试管婴儿期间胚胎移植数目的最新指南。

1. 即使大于38岁的高龄女性，也应优先考虑单胚胎移植。

2. 无论卵巢正常反应还是低反应，均推荐进行单胚胎移植。

3. 无论是新鲜胚胎还是解冻胚胎移植，即使子宫内膜状况不佳，仍推荐单胚胎移植。

4. 无论胚胎质量、形态好或差，均推荐单胚胎移植。

我国也与国际学术机构同步，单胚胎移植率在逐渐上升，有助于更好地减少双胎妊娠。我们要强调安全生育的重要性，不鼓励一次多胎妊娠，而是多次单胎妊娠来生育多个孩子。

母上大人："医生，我听了你说的就明白了，原来怀双胞胎有这么多风险，还是要以暖妹儿的安全为主，我们不强求怀双胞胎了。"

参考文献

ESHRE Guideline Group on the Number of Embryos to Transfer. ESHRE guideline: Number of embryos to transfer during IVF/ICSI ［J］. Human Reproduction，2024，39（4）：647−657.

（四川省妇幼保健院生殖中心　秦娟）

想要儿女双全，试管婴儿不是捷径！

金哥："听说××医院试管做得好，想要儿子女儿都可以，我们赶紧去看一下，说不定这次就能圆梦了！"

暖妹儿："等一下，听说最近医托很多，我们还是谨慎点好，不要被骗了。要不，我们去生殖中心咨询一下医生。"

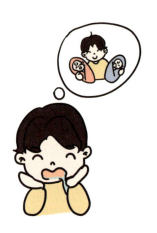

一、试管想做就能做？

试管婴儿是针对不孕症患者采取的一种治疗手段，而且进行试管婴儿必须符合生育政策、要有明确的适应证，并排除身体因素的禁忌证才可实施，并非想做就能做。

二、试管包生儿子，有这等好事？

《人类辅助生殖技术管理办法》第十七条明确规定：实施人类辅助生殖技术的医疗机构不得进行性别选择。法律法规另有规定的除外。只有在子代性染色体有可能发生异常并导致严重疾病的情况下，才允许进行性别筛选。

三、有的医院可以选性别？

任何一家获得国家技术准入的医疗机构都必须严格遵守法律法规，遵守医学伦理原则与生命伦理原则。谨防"黑诊所"打着合作医院的旗号招揽患者。一旦受骗，不仅你的愿望不能实现，还将面临无处维权的困境，造成身体与经济的双重损失。

四、哪种情况可以进行性别选择？

性别选择必须符合医学的目的，即满足社会利益及人类健康利益的需要。具体来说，只有因夫妻双方或一方带有某种遗传性疾病基因，而这种基因又只对特定性别的子女有遗传效果时，才可授权通过第三代试管婴儿来进行性别选择，降低子代出生缺陷发生率。

友情提醒：

　　正规医疗机构严格遵守国家法律法规，绝不允许进行无医学指征的性别筛选。切勿相信"包性别""包双胎"等违法宣传。

　　擦亮眼睛，甄别骗局。科学孕育，绝不踩坑！

参考文献

　　［1］黄素芳.试管婴儿国内外相关立法研究［D］.大连：大连海事大学，2006.

　　［2］林晓欣，林培君.人类辅助生殖技术的伦理问题与法律研究［J］.法制博览，2016（32）：26-27.

　　［3］李战胜，袁长海.人类辅助生殖技术的伦理问题和法律对策［J］.中国卫生事业管理，2007（2）：106-107.

（四川省妇幼保健院生殖中心　邓希）

第二代试管婴儿比第一代更高级吗？

经过之前的咨询，暖妹儿和金哥已经了解了第一代、第二代、第三代试管婴儿的区别，但是还有一个问题："医生，我们要选第二代试管婴儿吗？是不是比第一代更高级啊？"

今天，就让我们一起来解开这个谜题。就像选购智能手机一样，最新款未必就是最适合你的，关键是找到最符合自己需求的那一款。让我们一起走进试管婴儿的世界，看看第一代试管婴儿和第二代试管婴儿到底有何不同。

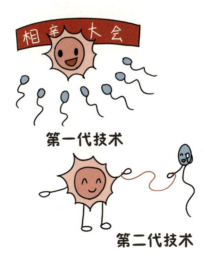

第一代技术

第二代技术

一、"老前辈"和"新秀"的故事

首先，让我们来了解一下第一代和第二代试管婴儿的"前世今生"，看看它们是如何帮助无数家庭实现育儿梦的。

1. 第一代试管婴儿：温柔的"红娘"。

回到1978年，世界上第一名试管婴儿——路易丝·布朗在英国出生，这标志着人类生殖医学的一个重大突破——第一代试管婴儿的诞生。这项技术就像一场精心安排的"相亲会"，让精子和卵子在培养皿中自然相遇。

工作原理：医生将成熟的卵子和精子提取出来，放入同一个培养皿中，让它们在模拟的自然环境中"自由恋爱"。

受精过程：精子需要自己努力"游"向卵子，穿透卵子外层，完成受精。

2. 第二代试管婴儿：精准的"月老"。

随着科技的进步，1992年，第二代试管婴儿诞生了。它就像一位精准的"月老"，为精子和卵子牵线搭桥。

工作原理：胚胎实验室的医生使用显微操作技术，选取一个优质的精子，直接注射到卵子内部。

受精过程：精子在"月老"的帮助下，成功进入卵子，完成受精。

二、如何选择最适合的技术？

选择适合的试管婴儿技术要"对症下药"，找到最契合的那一个。首先要明白两代技术适合的情况（表2），再根据自己的具体情况选择。

表2　第一代与第二代试管婴儿技术适合的情况

试管婴儿	适合的情况
第一代	输卵管因素：输卵管阻塞、粘连或缺失，导致精子无法与卵子相遇。 排卵障碍：如多囊卵巢综合征，导致排卵不规律或不排卵。 子宫内膜异位症：轻中度子宫内膜异位症影响卵子和精子相遇。 原因不明的不孕：经过检查未发现明确原因的不孕。 精子质量正常：精子数量、活力和形态基本正常
第二代	严重精子异常：精子数量极少、活力很差或多数畸形。 第一代试管婴儿失败：曾尝试第一代试管婴儿，未成功受精。 使用冷冻卵子：需要最大化每个卵子的受精机会。 受精障碍史：有受精障碍疾病病史，需提高受精成功率

三、也要考虑成功率

很多人在选择时往往会关心技术的成功率。

第一代试管婴儿：在适合的患者中成功率较高，与自然受精率相近。

第二代试管婴儿：针对男性因素不孕者，提高了受精率，使更多患者受益。

需要注意的是，试管婴儿的成功率受多种因素影响。

1. 年龄因素：女性年龄增大，卵子质量下降，成功率降低。

2. 身体状况：女性的卵巢功能、子宫环境、内分泌水平等，都会影响成功率。

3. 生活方式：吸烟、饮酒、压力大等都会影响成功率。

四、哪种技术的费用更高？

由于操作更复杂、设备要求高、技术难度大，做第二代试管婴儿费用更高。我国部分省市已经将该技术纳入医保报销范围，大家在选择的时候可以咨询医生。

五、温馨提示

在做试管婴儿的过程中，以下几点小贴士或许能帮到你。

1. 不要盲目追求"高级"技术。

适合自己的才是最好的，就像穿鞋，合脚最重要。

避免不必要的风险和费用，不合适的技术可能增加风险和经济负担。

2. 听从医生的专业建议。

个性化评估：医生会根据你的具体情况，制订最佳方案。

专业指导：医疗团队的经验和技术是成功的保障。

3. 保持良好的心态。

积极乐观：情绪会影响激素水平，进而影响妊娠成功率。

应对压力：采取适当的放松方式，如瑜伽、散步等，缓解焦虑。

4. 关注环境和生活习惯。

健康的生活方式：均衡饮食、适度运动、充足睡眠。

避免有害物质：减少接触烟草、酒精、污染等。

5. 选择正规医疗机构。

资质认证：选择有资质的生殖中心。

设备和团队：先进的设备和经验丰富的团队是成功的关键。

亲爱的准爸爸妈妈们，选择试管婴儿，就像为自己定制一套"专属方案"，最重要的不是技术"高级"与否，而是是否适合你们的具体情况。在这段充满希望的旅程中，我们将与你们携手同行，科技的进步也将为你们增添助力。

（四川省妇幼保健院生殖中心　熊东升）

做第三代试管婴儿可以选择宝宝的性别吗？

秋去冬来，时光飞逝，又到年末了，金哥和暖妹儿备孕一年多了，可暖妹儿的肚子一直没有动静。这两天他们来到生殖中心做了进一步检查，结果显示暖妹儿双侧输卵管阻塞，结合其他检查结果，医生建议小夫妻进行试管婴儿助孕。

金哥："医生，我看见别人家的儿子就羡慕得不得了，听说试管婴儿可以选择性别，我们可以选择生个儿子吗？"

暖妹儿："生儿子有什么好的，我想要女儿，女儿多可爱，能陪我一起逛街，我还能每天把她打扮得美美的！"

医生："你们先不要着急，我相信不管是儿子还是女儿，你们都会无比疼爱。试管婴儿辅助生殖的主要目标是帮助不孕夫妻获得一个健康的孩子。第三代试管婴儿的确在技术层面上可以选择宝宝的性别，但是只限于后代可能发生与性别相关的严重遗传性疾病的情况。"

金哥和暖妹儿略显失望，金哥问："我在网上的广告看到'包生儿子''性别自选'这样的说法，这是怎么回事呢？"

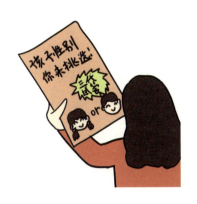

　　医生："我国法律明确规定，严禁非医学需要鉴定胎儿性别，也就是说不可以按照个人意愿选择宝宝的性别。任何一家正规医疗机构都不会去触碰这条法律底线。除了法律层面的问题，第三代试管胚胎活检需要提取滋养层细胞，以及在胚胎冷冻、解冻时使用多种试剂等，这些对胚胎发育都有未知的风险。同时，胚胎培养过程中数量损耗可能导致无胚胎可供移植，所以无医学指征的性别筛选除了增加费用和时间成本，还会导致较多额外风险。你俩可不要轻信这些'黑诊所'，上当受骗呀！"

　　暖妹儿和金哥恍然大悟，不好意思地说："其实不管儿子还是女儿，我们都喜欢，求医问药还是要来正规医疗机构。"

　　金哥继续问："医生，我听说试管婴儿更容易生儿子，您不是说不能人为干预性别么？这个说法是假的吧？"

　　医生："自从1978年世界上第一名试管婴儿在英国出生

至今，试管婴儿已经发展得较为成熟，但确实有男婴出生比例略微高于女婴的现象。其实这种情况在其他哺乳动物试管繁殖的过程中也被发现，研究者也在积极探索其中的原因。目前已知可能与体外受精胚胎X染色体失活不足导致雌性胚胎不能正常发育，或者与体外胚胎培养体系等相关。这种出生概率上的微小差异并不会对整个社会男女比例造成严重影响。"

暖妹儿和金哥："谢谢医生，那我俩就顺其自然！"

看来暖妹儿和金哥已经做好了为人父母的准备。

参考文献

Tan K，An L，Miao K，et al. Impaired imprinted X chromosome inactivation is responsible for the skewed sex ratio following in vitro fertilization［J］. Proc Natl Acad Sci USA，2016，113（12）：3197–3202.

（四川省妇幼保健院生殖中心　吴洋）

"试管宝宝"不如自然妊娠的宝宝健康吗？

最近暖妹儿进入了一个"宝妈群"，然后就对接下来的试管婴儿周期产生了深深的担忧。群里聊天如下：

宝妈1："我家宝宝怎么身高就是没有别的宝宝高，是不是因为我家宝宝是试管宝宝啊？"

宝妈2："我家的动不动就感冒发烧，每次都得去医院检查治疗，是不是也是因为我家宝宝是试管宝宝啊？"

……

诸如这样的问题，正在经历试管婴儿之旅的准爸爸妈妈们可能会经常听到。而事实真的是这样吗？宝宝老生病是试管婴儿导致的吗？

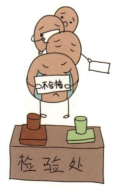

1978年世界首例试管婴儿在英国诞生，1988年中国第一例试管婴儿诞生，期间试管婴儿出生人数不断增多。近年来，由于环境改变、工作压力增大、生育年龄推迟，不孕不育率逐年升高，辅助生殖技术已成为很多人的重要选择之一。然而，"试管宝宝"的健康和智力发育一直都是关注的热点，很多不孕不育夫妻在选择试管婴儿助孕时，也都有这方面的担忧。那么"试管宝宝"和自然受孕的宝宝有什么不一样呢？

一、出生情况比较

宝宝的出生情况是大家关注的焦点，新生儿出生体重作为一个重要指标，对研究有关不良妊娠结局及预测新生儿死亡率和发病率都至关重要。有研究表明，在试管婴儿受孕与自然受孕（单胎和双胎）胎儿健康状况的比较中，平均出生体重、身长及新生儿窒息发生率**在统计学上均无明显差别**。

二、生长发育情况比较

近年研究表明，试管婴儿组的宝宝与自然受孕组的宝宝，在出生时、6月龄、12月龄时的体重、身长、头围、体重指数等体格生长发育指标等方面，**在统计学上无明显差别**。

三、认知发育比较

国外已有研究表明，试管婴儿（第一代和第二代）组的儿童和自然受孕组的儿童，5岁时的智商没有差异。有趣的是，研究中发现妈妈的文化程度和分娩年龄可能在儿童的认知发育中产生更重要的影响。另一项研究显示，使用第三代试管婴儿分娩的8~9岁儿童，在三年级阅读和数学方面的学习表现，与自然受孕的儿童**一样好**。

所以，根据目前的科学研究结果，"试管宝宝"和自然受孕宝宝的区别只是受孕方式不一样，其他无明显差别。"试管宝宝"与自然受孕的宝宝一样健康、一样聪明，爸爸妈妈们不必过于担心。走在试管婴儿旅途上的准爸爸妈妈们，要放宽心态，谨遵医嘱，积极配合医生。

参考文献

［1］Ponjaert-Kristoffersen I，Bonduelle M，Barnes J，et al. International collaborative study of intracytoplasmic sperm injection-conceived，in vitro fertilization-conceived，and naturally conceived 5-year-old child outcomes：Cognitive and motor assessments［J］. Pediatrics，2005，115（3）：e283-e289.

［2］Luke B，Brown M B，Ethen M K，et al. Third grade academic achievement among children conceived with the use of in vitro fertilization：A population-based study in Texas［J］. Fertil Steril，2020，113（6）：1242-1250.

（四川省妇幼保健院生殖中心　魏家静）

促排卵会透支卵巢吗？

暖妹儿："医生，我今天取了多少个卵子呀？"

医生："今天一共取了12个，很好呀。"

暖妹儿："12个，会不会有点多呀？我听说取卵取多了不好。"

医生："你说的'不好'，指的是哪方面呢？"

暖妹儿："我听说女性一辈子只有400多个卵子，本来每个月只有1个卵子成熟。促排卵之后每次取10多个卵子，那不就等于提前'预支'了卵子？到最后肯定会'透支'的啊，卵巢就会早衰了！"

医生："暖妹儿，看来你提前做过功课了，但你这个话只对了前面一半，后面的可就错啦。"

暖妹儿："啊，真的吗？那能麻烦您详细给我讲一下吗？"

医生："女性的原始卵泡储备是很充足的，不会那么容易就被'透支'。"

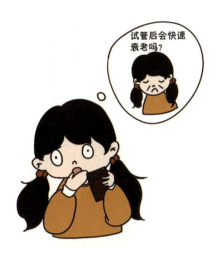

人类卵巢中卵泡的发育始于胚胎时期，从胚胎第6～8周开始，原始生殖细胞不断分裂增殖。新生儿卵巢内约有200万个卵泡，儿童期卵巢皮质含有大量密集成群的原始卵泡，卵巢髓质逐渐退化，卵泡数下降至30万～50万个。当女性进入生育期后，原始卵泡开始发育，形成生长卵泡。每个月会有一批生长卵泡在经过相应激素的募集、刺激、选择后，选出一个优势卵泡发育至成熟并排出，这就是我们所说的排卵。其余的卵泡发育至一定程度就通过细胞凋亡机制自行退化。

这就像田径比赛，虽然每次都有10多名选手参赛，但规定只有第一名获奖。当比赛到中途有选手遥遥领先时，其余选手就放弃了比赛。而这样的比赛，在15～49岁育龄女性体内每个月举行一次，共产生400多个第一名，这就是所谓的"女性一辈子只有400多个卵子"，这里所说的"卵子"指的是正常生理条件下发育成熟并排出的卵子。

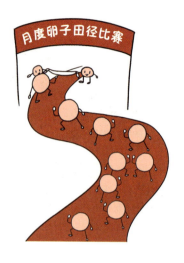

　　试管婴儿促排卵是在规范用药前提下使用超生理剂量的卵泡刺激素，把本月本应该闭锁退化的卵泡拉回到生长队列，跟原本的优势卵泡一起生长，最后在取卵时就可以获得超过自然数量的卵子，用来满足试管婴儿体外受精培养需要多个卵子的需求。而不是将以后的卵泡提前"催熟"，也没有将"沉睡"的始基卵泡唤醒，不会加速卵巢功能早衰。

　　暖妹儿："啊，我懂了，就是给原本会输给第一名的选手加油打气，最后只要他们坚持跑过终点线（取卵标准）就都可以获奖，是这个意思吗？"

　　医生："对的，促排卵只是增加了当月的获奖名额，让原本不成熟、会闭锁退化的卵泡持续发育到能为我们所用，并没有额外消耗掉其他月份的优势卵泡，你这一生还是有

400多个第一名，所以并不会影响卵巢的长期寿命。"

暖妹儿："是这样的呀，那有些人做人工授精促排卵也是这个道理吗？"

医生："是的，针对排卵障碍或人工授精的小剂量促排卵，只是为了解决从卵泡生长到排卵受孕这个过程中某一个环节出现的问题，不是为了获得更多卵子，每个周期只需要获得1～2个成熟卵子就可以了，和我们的自然排卵差别不大，就更不必担心了。"

综上可知，促排卵对卵巢的刺激是短时效的，促排卵使用的药物会随着身体的新陈代谢被慢慢地排泄出去，对身体并无明显伤害。常规取卵手术后经过1～2个月的休养，卵巢基本上就可以恢复正常排卵了。因此大家无需过度担心。

温馨提示：

　　促排卵不会影响卵巢的储备功能。但随着女性年龄的增长，卵巢功能会逐渐自然衰退，有生宝宝计划的人建议尽早准备起来。

参考文献

谢幸，孔北华，段涛.妇产科学［M］.9版.北京：人民卫生出版社，2018.

（四川省妇幼保健院生殖中心　余孚）

"夜针"是什么？

　　在生殖中心做试管的暖妹儿开心地给金哥打电话："金哥，医生说我今天要打'夜针'了，后天就可以取卵了。"

　　金哥不解地问："'夜针'？什么是'夜针'？晚上打的针吗？"

　　暖妹儿："哎呀，我跟你解释不清楚。"

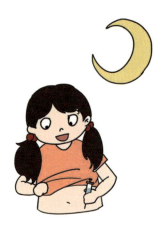

　　生殖中心门诊中经常有患者问什么是试管婴儿的"夜针"。下面就给大家科普一下关于"夜针"的那些问题。

　　在试管婴儿助孕过程中有一个非常重要的步骤，是在促排卵后卵泡成熟时，通过注射一种特定的药物来促进卵泡的成熟和破裂，从而便于进行取卵手术，因为注射时间一般安排在晚上，所以就被通俗地称为"夜针"。这就像子弹已经上膛了，一扣响扳机，就一枪制胜。而卵子在"夜针"的作用下最终成熟，从卵泡壁上脱落下来，所以"夜针"又被生殖医生称为"扳机"。"夜针"是取卵前的最后一步，也是至关重要的一步。

以下是关于试管婴儿"夜针"的一些详细解释。

一、目的

1. 促进卵泡成熟："夜针"中含有人绒毛膜促性腺激素（hCG）或促性腺激素释放激素类似物（GnRH-a）。通过注射人绒毛膜促性腺激素，可以模拟体内生理性黄体生成素（LH）峰，从而促进卵泡进一步成熟，引发排卵。而促性腺激素释放激素类似物进入体内后，首先与垂体细胞膜上的促性腺激素释放激素受体结合，产生强烈的刺激，这种刺激作用会导致垂体分泌大量的黄体生成素和卵泡刺激素，这两种激素水平升高进一步诱导卵泡发育和最终成熟。

2. 调节排卵时机：通过注射"夜针"，可以精确地控制卵泡的成熟和排卵时机，以便与取卵手术的时间相匹配。

3. 预防卵泡早排：在试管婴儿等辅助生殖技术中，需要精确控制卵泡的成熟和排卵时间。医生能主动决定"夜针"的注射时间和取卵时间，在一定程度上，可以预防在取卵手术前卵泡过早排出（卵泡早排）的情况发生，从而确保卵子在最佳状态下被取出。

4.增加受孕机会：多个成熟卵子的产生可以增加受精卵的数量，从而提高试管婴儿治疗的成功率。

二、注射时间

通常在主导卵泡直径达到18mm以上时注射"夜针"。注射时间一般在晚上，因为注射后34～36小时会进行取卵手术，这样便于安排手术时间，确保卵子在最佳状态下被取出。

三、注射部位

药物种类不同，注射部位也会有所不同。人绒毛膜促性腺激素通常选择臀部肌肉进行注射；而重组人绒毛膜促性腺激素（如艾泽）则通常选择皮下注射，也可以注射在手臂或脐旁两指腹部皮下。

四、注意事项

注射"夜针"后，需要避免剧烈运动和过度劳累，避免性生活；可以正常走路、散步，合理安排饮食。

注射时间非常重要，必须严格遵循医生的建议。如果错过了最佳时间，可能会影响取卵效果和胚胎质量。

注射"夜针"后，夫妻双方都要准备好时间，在取卵当天按时到院，注意带好身份证和结婚证。

总之，"夜针"是试管婴儿助孕过程中的一个重要环节。相信大家对"夜针"或多或少已有了一定的了解。大家要严格遵医嘱，积极配合，放松心情，迎接"好孕"的到来。

参考文献

［1］Ovarian Stimulation TEGGO，Bosch E，Broer S，et al. ESHRE guideline：Ovarian stimulation for IVF/ICSI［J］. Hum Reprod Open，2020，2020（2）：hoaa009.

［2］Orvieto R，Venetis C A，Fatemi H M，et al. Optimising follicular development，pituitary suppression，triggering and luteal phase support during assisted reproductive technology：A delphi consensus［J］. Front Endocrinol（Lausanne），2021，12：675670.

（四川省妇幼保健院生殖中心　何丽冰）

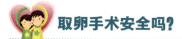 **取卵手术安全吗？**

取卵会损伤卵巢？究竟是空穴来风，还是确有此事？咱们一起来看一看。

随着社会的进步，不孕症患者数量的增加，试管婴儿不再是罕见的话题，而逐渐成为助孕的热门，人们对试管婴儿中的取卵手术也有了初步的印象。

取卵手术是体外受精–胚胎移植中至关重要的环节，也是这项技术中唯一一个对身体带来创伤的操作。因此部分患者在听闻有取卵手术这一环节时望而止步，一方面是因为对取卵手术的操作了解不够全面，另一方面是担心取卵手术会对身体造成影响。

我们进行的调查发现，绝大部分患者认为"取卵手术会对卵巢造成不可逆的伤害"，但在问及是否了解手术方式的时候，大部分患者选择"不清楚"。

要想知道取卵手术究竟会不会对卵巢造成伤害，首先我们要揭开取卵手术的神秘面纱。

一、取卵究竟要怎么取？

卵子是个小细胞，仅靠肉眼看不到，要想轻轻取出它，取卵工具不可少。随着医疗技术的进步，超声引导下阴道穿刺取卵术已成为现阶段实施体外受精-胚胎移植术的首选取卵方法，其优点是可视、易于操作、时间短、卵子回收率高、费用低、创伤小、恢复快。

具体操作：在超声引导下确定两侧卵巢内卵泡的位置，取卵针连接好负压吸引器，并调节好压力。一切准备就绪后，经阴道穹隆穿刺将针刺入卵泡并抽吸，将卵泡液吸入试管内，传入胚胎实验室进行捡卵。

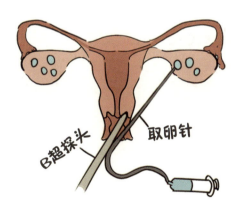

二、针刺真的不会损伤卵巢组织吗？

卵泡数量多么多，针刺真的不会损伤卵巢组织吗？

取卵手术虽然会在卵巢和阴道壁上留下针尖大小的创口，但创口极小，加上我们身体的修复能力，创口很快会愈合，即便是反复穿刺也不会对卵巢造成较大的伤害。

三、都说人体血管千千万，针刺入血管该怎么办？

出血是取卵手术常见的并发症，主要包括阴道出血和腹腔内出血两类。

1. 阴道出血：最常见于阴道壁的穿刺口，在手术过程中偶有阴道壁划伤、取卵针经过子宫颈或子宫内膜时导致出血，手术结束时行阴道检查即可发现，采取纱布压迫止血2～4小时，大部分患者通过上述操作能及时止血。

2. 腹腔内出血：针从卵巢表面刺入，必然会导致一定量的出血。文献报道取卵后24小时内出血量在230mL以内，为术后正常出血量。由于出血具有自限性，多数腹腔内出血患者经保守治疗可痊愈。严重的腹腔内出血发生率仅为0.08%～0.22%，随着取卵技术的提高，其发生率也在逐渐下降。

四、这么说，取卵手术没有任何风险了？

不论什么类型的手术，都存在一定的风险。虽然取卵手术的风险很低，但仍有腹腔内出血、盆腔感染、膀胱损伤等风险。但相比其他手术，取卵手术的风险要低很多。正确看待手术风险，有助于我们提高对手术的信心。

五、取卵手术会影响卵巢储备功能吗？

超声引导下阴道穿刺取卵术是用针刺的方法抽吸，不会用到电凝等热能，不会对卵巢产生热损伤，术中也不需要切割，不会造成卵巢组织的丢失。但很多患者认为取卵会导致卵子库存数量的减少，从而影响卵巢功能。虽说女性一生中的卵子数量有限，但一次取多个卵子并不意味着提前预支，事实上，卵巢会定期募集一批小卵泡，但最终只有一个优势卵泡能发育成熟至排卵，而其余的小卵泡将会面临闭锁退化的命运。促排卵的过程是使用促排卵药物让这些面临闭锁退化命运的卵泡继续生长发育，因此取卵手术并不会减少卵巢的"库存卵子"数目，更不会影响卵巢功能。

正确认识取卵手术操作，可以帮助我们建立信心，有助于提高妊娠成功率。

参考文献

［1］王洋，尹婧雯，李蓉. 取卵术相关风险及处理对策［J］. 中国实用妇科与产科杂志，2023，39（10）：983-987.

［2］巫珊. 超声引导下阴道穿刺取卵术后腹腔内出血的临床研究进展［J］. 微创医学，2020，15（5）：665-667.

［3］伍琼芳. 辅助生殖治疗中取卵后出血的可能原因及处理［J］. 山东大学学报（医学版），2019，57（10）：33-37.

［4］Dessole S，Rubattu G，Ambrosini G，et al. Blood loss following noncomplicated transvaginal oocyte retrieval for in vitro fertilization［J］. Fertil Steril，2001，76（1）：205-206.

［5］王婷婷，李馨.育龄期女性卵巢储备功能下降的影响因素分析［J］.预防医学，2023，35（2）：158-161.

（四川省妇幼保健院生殖中心　邓希）

取卵手术的"减压秘籍"大公开

暖妹儿："医生说今晚就可以打'夜针'，后天就可以取卵了。"

病友A："那你应该开心呀，怎么愁眉苦脸的？"

暖妹儿："我很紧张呀，从小到大没做过手术，又紧张又害怕，都睡不着觉了。"

病友B："我也是，一想到要手术就好紧张啊。取卵到底疼不疼啊？"

病友C："对呀，我才开始促排卵就已经感到害怕了。"

在生殖中心，经常能听到患者之间这样的对话。做试管婴儿过程中都要经历抽血检查、打"夜针"、服药、超声监测、取卵手术、移植手术等步骤，而取卵手术也是最让大家紧张、害怕的一个环节。许多患者对取卵手术不了解，导致术前容易精神紧张、焦虑失眠，影响生活质量。其实，取卵手术并没有大家想象的那么可怕，接下来就让我们一起来看看取卵手术都有哪些减压秘籍吧。

取卵手术是在阴道B超的引导下，将取卵针经过阴道穹隆直达卵巢，通过负压抽吸每个适宜大小卵泡的卵泡液，装有卵泡液的试管通过传递窗快速送到胚胎实验室，胚胎实验室的医生在显微镜下仔细逐一捡出卵子。一般取卵手术只需要10分钟左右。

其实，大家之所以对取卵手术充满了担忧，主要就是听说"很痛"。吃了镇痛药、打了镇痛针我还是觉得痛怎么办？别担心，为了提高患者的舒适度，减少患者的紧张和疼痛引起的并发症，很多生殖中心将音乐疗法与压力球应用到取卵手术中，并在术前、术后进行个性化宣教，让医疗技术充满了人文关怀。

一、音乐疗法

音乐疗法又称为心理音乐疗法。音乐能直接作用于下丘脑和边缘系统等大脑主管情绪的中枢，对人的情绪进行双向调节，对于消除紧张、焦虑等不良情绪具有积极意义。研究发现，音乐疗法应用于取卵手术中有利于降低患者焦虑程度，稳定患者血压、心率，降低卵巢出血发生率。

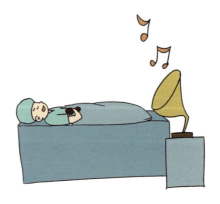

一首好运来，送你"好孕"来。大家也可以点播自己喜欢的歌曲，听着自己喜欢的歌曲，不知不觉手术就结束啦。

二、压力球

大家可能还记得小时候最爱捏的塑料泡泡包装袋，手上一使劲，听到"啪"的一声，让人立刻感觉放松许多。如今众多通过"捏"来释放压力的产品成为新的减压神器。现在，在取卵手术中可以让患者手捏压力球。压力球不仅造型可爱，还能让患者在紧张或疼痛的时候通过它释放无处发泄的情绪，缓解手术时的压力。

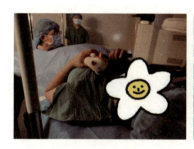 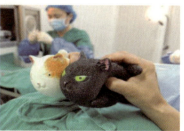

不仅如此，生殖中心的医护人员还会在术前与术后做好患者的健康宣教与心理护理，解答患者的疑问与顾虑。

取卵手术前小贴士：

1. 取卵手术前2天，开始进行阴道冲洗，每天1次，降低术中感染风险。

2. 取卵手术前减少活动量，此时的卵巢体积比较大、卵泡数目较多。避免剧烈的活动，且严禁性生活。

3. 取卵手术当天应穿着宽松舒适的衣物，禁止化浓妆，不使用香水。

4. 保障睡眠质量及时间，充分休息，放松心情。

5. 取卵手术当天早上正常进食，避免过量。

取卵手术后小贴士：

1. 取卵手术后休息1～2小时，若无特殊情况可离院回家休息。

2. 取卵手术后注意休息，严禁腹部热敷、按摩，避免剧烈运动和重体力劳动，正常饮食，适当饮水，禁性生活半个月。

3. 取卵手术后有明显腹痛或阴道流血较多，以及穿刺部位疼痛无缓解甚至加重等，应及时到生殖中心就诊（夜间请前往急诊科就诊）。

4. 取卵手术后必须由家属陪同离开医院，如丈夫需手术取精，必须安排另一名家属陪同。

5. 取卵手术后用药以当天医生和护士的交代为准。

参考文献

［1］万盈璐，王晓丽，汪亚男，等.武汉市某三甲医院不孕症女性患者对体外受精-胚胎移植技术的认知及术后心理状况调查［J］.医学与社会，2021，34（9）：102-105.

［2］吕阳婷，付高爽，周波，等.节律感应和共振:音乐疗法的机制［J］.医学与哲学，2019，40（15）：54-57.

［3］何丽君，张春元，黄伟，等.音乐疗法联合精准优质护理在经阴道无痛取卵术复苏护理中的应用［J］.齐鲁护理杂志，2021，27（4）：88-90.

［4］Kwan I，Wang R，Pearce E，et al. Pain relief for women undergoing oocyte retrieval for assisted reproduction［J］. Cochrane Database Syst Rev，2018，5（5）：CD004829.

（四川省妇幼保健院生殖中心　李紫荆）

为什么取那么多卵子，得到的胚胎却那么少呢？

每位接受试管婴儿助孕的患者都希望能获得足够数量的胚胎，毕竟多一枚胚胎就意味着多一次移植的机会，多一分妊娠成功的希望。但在生殖医学领域，取卵数量与最终能够成功形成胚胎的数量之间存在一定的差异，这是非常常见且正常的现象。可患者却感到十分委屈、不理解："为什么自己辛辛苦苦打针、吃药、取卵，最终却没有获得预计数量的胚胎呢？"。

一、影响胚胎数量的因素

1. 卵子质量与年龄。女性出生时拥有一定数量的卵子，随着年龄增长卵子数量逐渐减少且质量下降。质量高的卵子更有可能成功受精并发育成健康的胚胎。年龄是影响卵子质量的主要因素之一。随着年龄增长，卵子中的染色体异常概率增高，直接影响胚胎的质量和发育潜能。

2. 受精过程的复杂性。在体外受精过程中，并不是所有的卵子都能与精子结合形成胚胎。受精失败可能受卵子的成熟度、精子活力或其他微环境等多种因素的影响。

3. 胚胎筛选和遗传因素。即便卵子与精子结合形成胚胎，仍需经历严格的筛选过程，以确保胚胎健康且适合移植。现代生殖技术中，可通过基因筛查技术来评估胚胎的染色体是否正常。染色体异常是自然界淘汰不健康胚胎的一种方式，但这也意味着最终可用于移植的胚胎数量减少。

4. 实验室条件与技术限制。目前体外受精实验室采用了先进的技术和设备，模拟自然受孕环境，但这些条件仍无法完全复制人体内的复杂环境。技术的限制和实验室环境的微小变化都可能影响胚胎的发展和质量。

5. 个体差异和不可预测性。每位患者的生理条件都是独一无二的，包括激素水平、生殖系统的健康状况及其他可能影响生育能力的因素。因此，即使在相似的条件下，不同患者的治疗结果也可能大不相同。

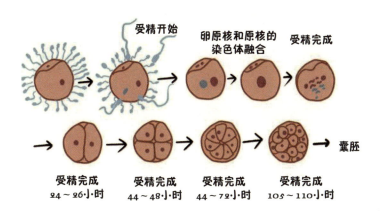

　　了解上述因素有助于我们认识到生殖医学领域内存在的自然和技术上的限制。从取卵到胚胎发育的每一步都涉及复杂的生物学过程，且受多种因素影响。因此，即使取卵数量较多，最终得到的健康胚胎数量可能较少，这是一个复杂过程的自然结果。生殖医学专家会努力使用最先进的技术和方法来最大化成功率，但大家仍需对试管婴儿技术的局限性保持正确的认识。

二、试管婴儿技术的局限性

　　1. 成功率的局限性：试管婴儿技术的成功率受到多种因素的影响，包括女性的年龄、生殖健康状况、生活方式，以及所用的具体技术。一般来说，随着女性年龄的增长，试管婴儿的成功率会降低。但即使是年轻、卵子质量高的女性，每个取卵移植周期的成功率也不是100%。

　　2. 高昂的成本：做试管婴儿是一种成本较高的治疗方式，包括术前检查、药物促排卵、卵泡监测、手术取卵、实验室受精和胚胎培养及移植的各种费用。我国大部分地区尚未将做试管婴儿的费用纳入医疗保险，许多患者家庭的经济负担较大。

　　3. 患者的身心压力：做试管婴儿的过程可能非常漫长，周期性的药物治疗、手术和长时间期待结果，给患者及其家人造成很大的身心压力。

　　4. 健康风险：虽然试管婴儿相对安全，但仍有一些潜在的健康风险，包括卵巢过度刺激综合征，取卵、移植手术相关风险，以及多胎妊娠的风险。多胎妊娠可能导致早产和低出生体重。

5. 遗传或染色体异常：即便是第三代试管婴儿，术前可进行遗传筛查及遗传咨询，但仍有一定比例的胚胎可能存在遗传或染色体异常。这些问题有时直到妊娠晚期或婴儿出生后才能被发现。

参考文献

［1］Swann K，Lai F A. Egg activation at fertilization by a soluble sperm protein［J］. Physiol Rev，2016，96（1）：127−149.

［2］Treff N R，Scott R T Jr. Methods for comprehensive chromosome screening of oocytes and embryos: Capabilities，limitations，and evidence of validity［J］. J Assist Reprod Genet，2012，29（5）：381−390.

（四川省妇幼保健院生殖中心　吴洋）

卵子与卵泡，别再混淆了

暖妹儿已经开始第一个试管婴儿周期，今天来生殖中心复诊，心情很不错，满脸笑意，跟谁都能聊上几句。

一位病友询问道："暖妹儿，今天心情不错啊，有什么开心事吗？"

暖妹儿："这几次促排卵，医生说我卵泡长得不错，个数还挺多，我就放心啦！"

病友："啊，我也是，医生说我的卵泡也很多。我听说卵泡越多越好，看来我们俩的运气都很好！"

转眼就到了暖妹儿取卵的日子，躺在手术台上的暖妹儿虽然知道自己的卵泡多，但还是很紧张，手术一结束，立马询问："医生，我取了多少个卵子，是不是25个？"

医生很奇怪："你这个25个从何而来？"

暖妹儿："我做彩超的时候，医生报数时我都数了的，就是25个！"

一、25个卵泡=25个卵子？

别着急，首先我们来了解一下卵泡与卵子的关系。

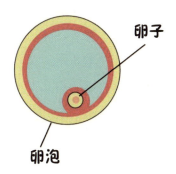

卵子

卵泡

卵泡是由卵子+颗粒细胞（卵丘细胞）+卵泡液+卵泡壁等构成的。

卵子又称卵细胞，是女性的生殖细胞。

卵子只是卵泡的一部分，卵泡并不等于卵子，而我们平时在超声下看到的只是卵泡的个数，卵子是细胞，肉眼是看不到的，需要胚胎实验室的医生在显微镜下才能找到。

二、那么取卵日的卵泡数是不是就等于取卵数呢？

小卵泡们虽然一开始在同一条起跑线上，但在促排卵药物的作用下，差距逐渐拉大，"目标卵泡"以外的个别卵泡可能会"过熟"或"过生"，导致获卵率低；高龄、卵巢功能下降的患者，发生"空卵泡"的概率较高，所以超声监测下的卵泡数，不一定就是能够取得的卵子数。

三、那么是不是取卵数越多妊娠成功率越高呢？

在做试管婴儿的过程中，虽然说取卵数过少会导致最后可供移植的胚胎数目减少，但事实上取卵数并不是影响妊娠成功率的唯一因素，年龄、卵子质量、胚胎质量、子宫内膜容受性等都是影响妊娠成功率的因素。因此并不是取卵数越多妊娠成功率就越高，盲目追求更多的取卵数反而会增加卵巢过度刺激的风险。

参考文献

［1］温晶，符爱贞. 189例不孕患者试管婴儿助孕妊娠结局的影响因素分析［J］. 中南医学科学杂志，2022，50（3）：446-448.

［2］邓彬，张清学，李予，等. 获卵数对长方案IVF/ET妊娠结局的影响［J］. 中国妇幼保健，2010，25（23）：3305-3308.

［3］陈子江. 人类生殖与辅助生殖［M］. 北京：科学出版社，2005.

（四川省妇幼保健院生殖中心　邓希）

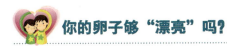

你的卵子够"漂亮"吗?

时代发展迅速,当代年轻人压力重重。不孕不育、出生缺陷等问题日趋严重。辅助生殖技术成为他们获得优良后代的最终选择。而对于生殖医生来说,提高妊娠率和活产率是最大的挑战。除了方案和技术外,最重要的还是患者自身能够提供优良的配子,即所谓的"漂亮"的卵子。那么,什么样的卵子才称得上是"漂亮"呢?

别着急,专业知识马上呈现!

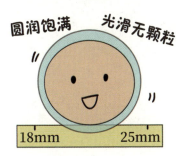

通常来讲,卵泡的发育程度决定卵子的质量。好的卵泡呈圆形或椭圆形,外形饱满,成熟卵泡直径约20mm。"漂亮"的卵子形状应为近似圆形,极体大小均匀,透明带厚薄适中，胞质均匀、无明显颗粒。

话不多说，直接上图!

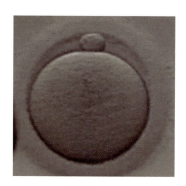

漂亮的卵子

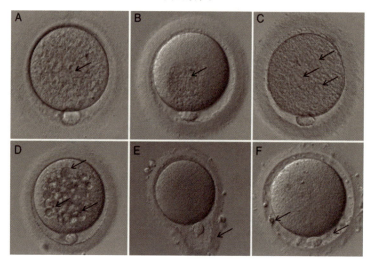

异常的卵子

A. 弥漫的细胞颗粒；B. 位于中央的胞质颗粒粗糙；C. 滑面内质网
（SER）；D. 空泡；E. 透明带形状异常；F. 卵周隙碎片

总而言之，想要提高试管婴儿成功率，"漂亮"的卵子是成功的一大半，而卵子是不是长得"漂亮"，要综合卵子大小、细胞质特征、卵周隙的结构、透明带、极体形态这几个方面来看。

还在试管婴儿旅途上的朋友们，请好好保护你的卵子吧，祝好运！

参考文献

［1］于文娟. 卵子形态异常对胚胎后续发育的影响［J］. 临床医学，2020，40（4）：9-11.

［2］孙正怡. 卵子质量评估的意义和手段［J］. 生殖医学杂志，2017，26（5）：399-402.

（四川省妇幼保健院生殖中心　张亚南）

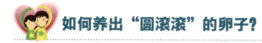 如何养出"圆滚滚"的卵子？

炎炎夏日，金哥和暖妹儿仍在为了新生命的到来而努力。今天小两口到生殖中心做排卵监测。

做完彩超，医生告诉暖妹儿："对比上次，这几天卵泡的生长速度较慢，并且优势卵泡的张力不佳。"

暖妹儿非常担心地问："卵泡张力不佳，是不是卵子的质量差呢？"

医生耐心地解释："总的来说，卵泡液的压力与卵子的质量之间存在一定的正相关关系，但这种关系受到多种因素的共同调控，包括激素水平、卵泡和卵巢的生理状态、个体的健康状况等，不能简单地认为卵泡张力不佳卵子质量就差。"

卵泡液压力与卵子质量之间的关系要点如下。

1. 卵泡液的积累：卵泡液是由颗粒细胞分泌的，其积累会导致卵泡腔内压力增加。这种压力的增加被认为有助于卵泡壁的扩张和卵泡破裂，最终排卵。

2. 卵子的成熟：卵泡液中含有多种营养物质和激素，这些对卵子的成熟至关重要。正常的卵泡液压力有助于确保卵子得到充足的营养和激素支持，以达到成熟的状态。

3. 排卵过程：排卵前的卵泡液压力增加是由促性腺激素的峰值引发的，是触发卵泡破裂和卵子排卵的关键机制。卵泡液压力和卵泡壁的弹性共同作用，促进卵泡的破裂。

4. 卵子的释放：卵泡壁的破裂使卵子和周围的卵丘细胞群（卵子–卵丘复合体）被释放到腹腔中，被输卵管黏膜的纤毛捕获，准备进行受精。过高的卵泡液压力可能导致卵泡早破，而过低的卵泡液压力可能导致卵泡未能正常破裂，均可能影响正常排卵和卵子受精潜力。

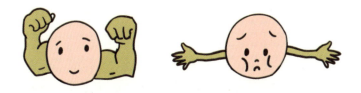

暖妹儿点了点头："原来是这样，看来我把问题想简单啦！那我吃点什么能把我的卵子养好点？"

医生安慰说道："暖妹儿，其实女性年龄的增长是卵子质量下降的首要原因。随着年龄增长，卵子的数量和质量自然下降，特别是35岁后更为明显。不良的生活习惯如抽烟、过量饮酒、睡眠不规律，以及高压的生活状态也会对卵子的质量产生不利影响。同时还要小心长时间暴露在污染严重的环境中，如重金属、辐射和涂料等。"

　　暖妹儿轻轻叹了一口气："那要是卵子质量差，是不是就没有什么弥补的办法了？"

　　医生："虽然我们没有办法返老还童，但还是有很多提升卵子质量的方法。"

　　1. 生活方式调整。保持健康的生活习惯，如规律运动、均衡饮食和充足睡眠。这是最基础但极为重要的一步。

　　2. 内分泌代谢调整。胰岛素抵抗、高雄激素血症、高催乳素血症、甲状腺功能减退或亢进等都会影响卵泡的正常发育，导致卵子质量下降甚至排卵障碍、不孕。所以首先要完善以上检查，发现异常及时调整用药。

　　3. 药物治疗。

　　1）抗氧化剂：氧化应激是导致卵巢功能下降的重要因素之一，抗氧化剂如辅酶Q10、维生素C和维生素E能够有效清除自由基，降低氧化应激损伤。辅酶Q10是人体细胞的"能量工厂"线粒体呼吸链的重要组成部分，补充辅酶Q10能够增强线粒体功能，提高细胞能量代谢水平。

　　2）脱氢表雄酮（DHEA）：雌二醇和睾酮合成的前体激素，可促进体内这两种类固醇激素的生成。脱氢表雄酮作为卵巢上雄激素受体的配体，调节卵泡刺激素对颗粒细胞的作用，提高卵巢颗粒细胞对促性腺激素的敏感性，增加获卵数，改善胚胎质量，从而提高女性的卵泡募集数量和妊娠率。

　　3）生长激素（GH）：生长激素通过多种机制改善卵子质量和卵巢功能。首先，生长激素通过与其受体结合，调节细胞内信号传导，增强线粒体活性，提高卵子的质量。其次，生长激素通过胰岛素样生长因子轴间接刺激卵巢，增强卵巢对促排卵药物的反应性。此外，生长激素还通过调节激素的生成，促进卵泡的发育和卵子的成熟。生长激素还可以通过改善卵巢的血液供应和微环境，优化卵巢的营养状况，进一步促进卵泡的健康发育。

医生最后强调："所有这些药物都必须在医生的专业指导下使用，切勿自行随意购买和服用。"

金哥和暖妹儿听明白了，点了点头。

参考文献

［1］Cordeiro F B，Cataldi T R，de Souza B Z，et al. Hyper response to ovarian stimulation affects the follicular fluid metabolomic profile of women undergoing IVF similarly to polycystic ovary syndrome［J］. Metabolomics，2018，14（4）：51.

［2］梁晓燕. 辅助生殖临床技术：实践与提高［M］. 北京：人民卫生出版社，2018.

［3］Xu Y，Nisenblat V，Lu C，et al. Pretreatment with coenzyme Q10 improves ovarian response and embryo quality in low-prognosis young women with decreased ovarian reserve：A randomized controlled trial［J］. Reprod Biol Endocrinol，2018，16（1）：29.

［4］Zhu F，Yin S，Yang B， et al. TEAS，DHEA，CoQ10，and GH for poor ovarian response undergoing IVF-ET：A systematic review and network meta-analysis［J］. Reprod Biol Endocrinol，2023，21（1）：64.

［5］Tesarik J，Galán-Lázaro M，Mendoza-Tesarik R. Ovarian aging：Molecular mechanisms and medical management［J］. Int J Mol Sci，2021，22（3）：1371.

（四川省妇幼保健院生殖中心　吴洋）

卵公主和精王子体外约会记

金哥："千年等一回，等一回啊啊……"

暖妹儿："是谁在唱歌！"

金哥："西湖的水，我的泪，我情愿和你化做一团火焰，啊啊啊……"

婚姻不易，十年修得同船渡，百年修得共枕眠。对有的小夫妻来说，怀宝宝更不易，需要采取试管婴儿助孕。

手术当天夫妻双方取了卵子和精子后，卵子和精子到底什么时候才能约会？又是怎么约会的呢？

今天生殖医生就来跟大家讲一讲！

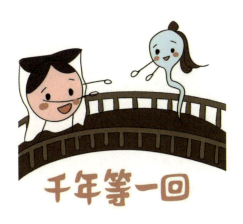

采用试管婴儿助孕的朋友们都知道，取卵手术的前两天要打"夜针"。打"夜针"是为了促进卵子更好地成熟，同时使卵子易于从卵泡壁上脱落，医生更容易取到卵子。这个时候我们就要开始安排"卵公主"和"精王子"的约会事宜啦。受精方式不同，约会时间和方式也不同。

对于常规体外受精（第一代试管婴儿）：女方取卵的同时，男方也在取精。在打"夜针"39～40小时后，把精心挑选的活动精子按（5000～10000）：1的比例加到培养皿里的卵子周围，接下来就是"比武招亲"了，只有能力超群的那个"精王子"才能冲破层层阻碍（放射冠、透明带、卵细胞膜），一路"过关斩将"，俘获卵公主的芳心，怦然心动间激活卵子，完成自然受精。

与第一代试管婴儿不同，做第二代或者第三代试管婴儿的过程中，卵公主和精王子的约会是"父母之命，媒妁之言"：在打"夜针"后的41～43小时，人为筛选相对优质的精子，胚胎实验室的医生在显微镜下操作，将单个精子注射到单个卵子的细胞质内，完成体外受精。

不管哪种试管婴儿，当"卵公主"和"精王子"体外约会后，就开始进入后续的胚胎发育过程啦。

这就是我们的"卵公主"和"精王子"体外约会的全过程啦！

参考文献

［1］黄国宁. 辅助生殖实验室技术［M］. 北京：人民卫生出版社，2014.

［2］Scarselli F，Casciani V，Cursio E，et al. Influence of human sperm origin，testicular or ejaculated，on embryo morphokinetic development［J］. Andrologia，2018，50（8）：e13061.

［3］Castillo J C，Moreno J，Dolz M，et al. Successful pregnancy following dual triggering concept（rhCG+GnRH agonist）in a patient showing repetitive inmature oocytes and empty follicle syndrome［J］. J Med Cases，2013，4（4）：221−226.

［4］Griffin D，Feinn R，Engmann L，et al. Dual trigger with gonadotropin-releasing hormone agonist and standard dose human chorionic gon-adotropin to improve oocyte maturity rates［J］. Fertil Steril，2014，102（2）：405−409.

（四川省妇幼保健院生殖中心　张亚南）

囊胚培养：提高成功率的秘密武器

暖妹儿和金哥终于完成了取卵和取精子，来到了取卵后的第3天。这一天可以来医院选胚胎，但他们的选择困难综合征又犯了。

第3天的胚胎该何去何从？听听胚胎实验室的医生怎么说。

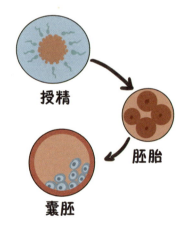

授精

胚胎

囊胚

问题一：医生经常说"养囊"，到底养的是什么？

解答："养囊"指的是囊胚培养。囊胚就是长到第5天或第6天的具有囊腔的胚胎。囊胚主要由内细胞团、囊胚腔、滋养层三部分构成。内细胞团会发育成胎儿，滋养层主要发育成胎盘。

问题二：胚胎在体外培养那么多天，会不会对胚胎不好呢？

解答：这个完全不用担心。现在囊胚培养技术非常成熟，发达国家80%以上的试管婴儿都是采用的囊胚移植。自然怀孕情况下，第3天胚胎还在输卵管中，等到了囊胚期才会进入子宫宫腔中，所以囊胚移植也更接近自然怀孕情况。

问题三："养囊"后，胚胎总数会变少吗？

解答：是的，总体上囊胚培养后胚胎数量会减少约一半，根据男女双方的年龄和第3天的胚胎质量，实际得到的囊胚数量会有差异。越年轻的患者、第3天胚胎质量越好的患者，得到的囊胚越多。

问题四：囊胚个数少了，是不是妊娠成功率就低了？

解答：恰恰相反，囊胚移植会提高单次移植的妊娠成功率。囊胚培养过程就是淘汰不好的胚胎的过程，可以减少无效冷冻和无效移植，不仅不会影响妊娠成功率，总的费用反而会降低。

问题五：囊胚移植更容易成功妊娠，这是为什么？

解答：大量研究表明，大约50%的前3天胚胎染色体有问题，这部分胚胎在囊胚培养过程中会自然淘汰一部分；前3天胚胎的质量主要由女方卵子质量决定，等到第4天，胚胎的基因组才开始激活，这时男方的因素开始共同影响胚胎发育。所以囊胚培养后才能挑选出更好的囊胚进行移植，提高妊娠成功率。

问题六：医生，你说了这么多，我都要记不清楚了，"养囊"到底有些什么好处？

解答：那我总结一下。

1. 进一步筛选胚胎，挑选更好的囊胚移植，提高单次移植的妊娠成功率。

2. 在不影响总的妊娠成功率的情况下，减少冷冻胚胎的个数和胚胎移植次数，降低总费用。

3. 可以进行单囊胚移植，在不影响妊娠成功率的情况下尽量避免多胎妊娠，保障母婴安全。

总之，囊胚移植是一种趋势，为了母婴安全，国内外越来越提倡单囊胚移植。临床医生会根据患者自身情况、胚胎数目和胚胎质量给出不同的建议，但最终仍需要患者自己权衡利弊，做出适合自己的选择。

参考文献

［1］Practice Committee of the American Society for Reproductive Medicine and the Practice Committee for the Society for Assisted Reproductive Technologies. Guidance on the limits to the number of embryos to transfer: A committee opinion［J］. Fertil Steril, 2021,116（3）: 651-654.

［2］Li Y, Liu S, Lv Q. Single blastocyst stage versus single cleavage stage embryo transfer following fresh transfer: A systematic review and meta-analysis［J］. Eur J Obstet Gynecol Reprod Biol, 2021, 267: 11-17.

［3］周羽西，季慧，赵纯，等. 冻融单囊胚移植胚胎选择策略的研究进展［J］. 中华生殖与避孕杂志，2021，41（4）: 361-366.

（四川省妇幼保健院生殖中心　熊东升）

关于胚胎冷冻的那些事儿

暖妹儿："金哥，医生刚刚和我说我们移植完剩下的胚胎要冻起来。"

金哥："可以啊。"

暖妹儿："最多能够冻多久呢，等我们想要二胎了是不是还能再用？"

金哥："我看过新闻，有人十多年后解冻胚胎成功怀孕的。"

暖妹儿："但我还是怕会影响胚胎质量。"

金哥："这也难倒我了，我也不清楚。我们一起去问问生殖中心的医生吧。"

很多朋友在做试管婴儿的过程中会遇到需要胚胎冷冻的情况，大家往往对胚胎冷冻有很多的疑惑，今天我们就来聊聊关于胚胎冷冻的那些事儿。

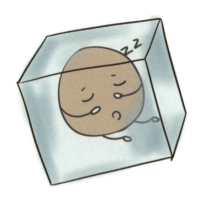

一、什么是胚胎冷冻？

胚胎冷冻的全称是胚胎冷冻保存技术，是辅助生殖技术重要的衍生技术之一，是将胚胎置于冷冻保护剂中，使其从生理温度降至极低温的"冬眠"状态，于零下196℃的液氮中长期保存的一项技术。

二、为什么要做胚胎冷冻？

因为子宫内膜、激素或其他因素，短时间内不能够移植新鲜胚胎的患者，可以选择胚胎冷冻，待身体恢复到适宜状态后再行胚胎移植。

进行新鲜胚胎移植后仍有剩余胚胎的患者，也可以选择胚胎冷冻。一方面在新鲜胚胎移植后如果没有成功妊娠，则可以解冻胚胎再次移植，增加妊娠机会；另一方面新鲜胚胎移植后如果成功妊娠，也可以在将来想要生二胎时解冻胚胎移植到宫腔，避免反复促排和取卵等过程，减少经济负担及患者痛苦。

三、胚胎冷冻会影响胚胎的质量吗？

答案是否定的。首先，冷冻保护剂为胚胎冷冻奠定了基础。冷冻保护剂是在胚胎冷冻复苏过程中保护细胞、预防或减轻冷冻损伤的一类化学物质。它们能通过脱水、调整渗透压、减少细胞内冰晶的形成、稳定细胞内蛋白质、调节细胞外电解质等方式使胚胎免受冷冻损伤。在超低温环境下，酶活性被完全抑制，胚胎细胞代谢处于一种完全静止的状态，不会发生损伤。其次，冷冻方法的不断优化促进了胚胎冷冻技术的广泛应用。从以前的程序化冷冻到现在广泛应用的玻璃化冷冻，冷冻复苏效果越来越稳定。胚胎复苏存活率较高，并且在解冻后质量并无明显下降，只有极少数胚胎在解冻后出现死亡，通常是由于胚胎本身质量存在问题。

四、使用冷冻胚胎对宝宝会不会有影响呢？

目前医学界并没有发现使用冷冻胚胎孕育的新生儿在成长过程中的智力和发育情况与使用新鲜胚胎孕育的新生儿有什么差异，都是健康、正常的。

五、最长可以冻多久呢？

理论上讲，在液氮零下196℃冷冻的状态下，胚胎细胞的代谢完全停滞，即细胞酶活性几乎完全被抑制，从而让细胞处于"休眠"状态，因此是可以无限期保存冷冻胚胎的。关于冷冻胚胎的时限，中华医学会生殖医学分会在2018年发表的《冷冻胚胎保存时限的中国专家共识》指出，冷冻胚胎尽可能在5年之内使用，拟再生育的夫妻最长保存和临床使用期限不要超过10年。

参考文献

［1］中国医师协会生殖医学专业委员会.人类卵母细胞与胚胎玻璃化冷冻中国专家共识（2023年）［J］.中华生殖与避孕杂志，2023，43（9）：879-886.

［2］韩晓敏，王君佐，李昌周，等.胚胎玻璃化冷冻复苏存活率影响因素分析［J］.中国妇幼保健，2024，39（7）：1253-1256.

［3］全松，黄国宁，孙海翔，等.冷冻胚胎保存时限的中国专家共识［J］.生殖医学杂志，2018，27（10）：925-931.

（四川省妇幼保健院生殖中心　魏家静）

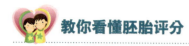

教你看懂胚胎评分

　　暖妹儿："医生，我有几个胚胎，长得好不好，可以用吗？"

　　医生："你有2个卵裂胚，分别是8细胞Ⅰ级和7细胞Ⅱ级，都是优胚，可以用的。"

　　这大概是生殖中心门诊最常听到的对话，也是专属于生殖中心的对话吧。对于医生这样的回答，暖妹儿和很多患者一样，一下子就懵了，简直一头雾水，听不懂啊。医生到底说的是什么意思？今天我们就来讲讲如何看懂胚胎评分。

　　胚胎的发育是一个动态过程，首先精子与卵子结合形成受精卵，这是第0天。然后正常的受精卵进一步分裂发育，第1～3天的胚胎称为卵裂期胚胎（也就是对话里的"卵裂胚"）。发育到第5～6天的胚胎（少数会观察到第7天）称为囊胚。胚胎评分是试管婴儿助孕过程中备受关注的一个指标，目前仍将传统的胚胎形态学指标作为主要评分标准。

一、卵裂期胚胎评分

　　卵裂期胚胎评分主要考虑细胞数目、卵裂球均一度及碎片率三个方面。

1. 细胞数目：正常情况下，胚胎生长到第3天应该具有8个细胞。但在实际培养过程中，胚胎发育快慢不一，一般具有7～9个细胞的胚胎都会考虑评为优质胚胎。

2. 卵裂球均一度：胚胎中细胞的大小是否一致，形状是否相似、对称。

3. 碎片率：碎片是人类胚胎早期发育过程中的常见现象，是从受精卵或早期胚胎中排出的由细胞膜包裹的、没有细胞核的胞质结构。这些胞质结构含有或不含有细胞器，呈大小不一的圆球形、椭圆球形、不规则形。

综合细胞数目、卵裂球均一度和碎片率进行卵裂期胚胎评分（表3）。

表3 卵裂期胚胎评分标准

级别	标准
Ⅰ级	碎片率＜10%，细胞大小与发育阶段相符，细胞大小均匀，无多核现象
Ⅱ级	碎片率为10%～25%，多数细胞的大小与发育阶段相符，大部分细胞相对均匀，没有多核的证据
Ⅲ级	碎片率为25%～50%，细胞大小与发育阶段不相符，可有多核现象
Ⅳ级	碎片率＞50%

卵裂期胚胎评分=细胞数+胚胎级别（如对话中的"8细胞Ⅰ级""7细胞Ⅱ级"），我们通常将Ⅰ级和Ⅱ级的胚胎称为优质胚胎（也就是对话中的"优胚"），Ⅲ级和Ⅳ级的胚胎称为可利用胚胎。

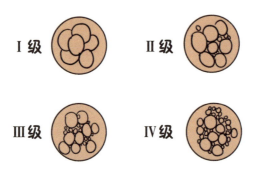

二、囊胚期胚胎评分

与卵裂期胚胎评分不同，培养到第5~6天的囊胚期胚胎主要是由囊胚腔、内细胞团、滋养层细胞组成。目前我们采用细化的扩张期囊胚形态学评分标准，根据发育阶段和内细胞团及滋养层细胞对囊胚期胚胎进行质量评定。

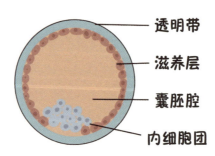

透明带
滋养层
囊胚腔
内细胞团

1. 发育阶段分期。根据囊胚腔的大小和是否孵化分为6期，2期以上最佳。

1期：早期囊胚，囊胚腔小于囊胚总体积的一半。

2期：囊胚，囊胚腔大于囊胚总体积的一半。

3期：完全囊胚，囊胚腔占据了整个囊胚。

4期：扩展囊胚，囊胚腔完全充满胚胎，总体积变大，透明带变薄。

5期：孵化囊胚，囊胚的一部分正从透明带中孵出。

6期：孵出囊胚，囊胚完全从透明带中孵出。

2. 3～6期内细胞团分级。

A级：细胞数量多，紧致且融合，形态规则（4～6期囊胚直径>60μm）。

B级：细胞数量尚可，但细胞间连接较松散、形态不规则（4～6期囊胚直径>60μm）。

C级：细胞数极少，细胞团小或不明显，部分细胞出现退化或凋亡现象。

D级：不可见任何内细胞团或完全退化。

3. 3～6期滋养层分级。

A级：沿囊胚"赤道面"分布的细胞数较多，排列致密，大小均匀，在囊胚底面全部形态清晰，大多数可见细胞核（4期囊胚"赤道面"细胞数>15个）。

B级：沿囊胚"赤道面"分布的细胞数尚可，排列相对松散，大小欠均匀，在囊胚底面的部分细胞形态清晰，部分可见细胞核（4期囊胚"赤道面"细胞数8～15个）。

C级：沿囊胚"赤道面"分布的细胞数尚可，排列相对松散，大小欠均匀，在囊胚底面的部分细胞形态清晰，部分可见细胞核（4期囊胚"赤道面"细胞数8～15个）。

囊胚期胚胎评分=发育阶段分期+内细胞团分级+滋养层分级。

我们将3期以上，内细胞团分级+滋养层分级为AA、AB、BA、BB的囊胚期胚胎称为优质囊胚；内细胞团分级+滋养层分级为CC以上的囊胚期胚胎称为可利用囊胚。

总的来说，目前的形态学评估法就是通过胚胎的"颜值"来评定胚胎等级，通常外观"漂亮"、生长速度正常的胚胎评分较高。通过这些评分标准，医生可以评估胚胎的发育质量，并选择最适合移植的胚胎。评分较高的胚胎，拥有更高的妊娠成功率。然而，这也并不意味着外观最"漂亮"的胚胎的妊娠成功率一定是100%，外观不好看的胚胎妊娠成功率就为0。因为在等级较低的胚胎中，不乏"黑马"胚胎，也拥有不错的发育潜能。所以，即便胚胎评分不那么理想，但**只要是可利用的胚胎，均不要放弃**，在医护人员和患者的配合和努力下，大家都能顺利好"孕"的！

参考文献

［1］中国医师协会生殖医学专业委员会. 人类卵裂期胚胎及囊胚形态学评价中国专家共识［J］. 中华生殖与避孕杂志，2022，42（12）：1218-1225.

［2］Lundin K，Ahlström A. Quality control and standardization of embryo morphology scoring and viability markers［J］. Reprod Biomed Online，2015，31（4）：459-471.

［3］ESHRE Special Interest Group of Embryology and Alpha Scientists in Reproductive Medicine. The vienna consensus：Report of an expert meeting on the development of ART laboratory performance indicators［J］. Reprod Biomed Online，2017，35（5）：494-510.

［4］Alpha Scientists in Reproductive Medicine and ESHRE Special Interest Group of Embryology. The Istanbul consensus workshop on embryo assessment：Proceedings of an expert meeting［J］. Human Reproduction，2011，22（6）：632-646.

［5］康亚男，刘冬娥. 辅助生殖技术中胚胎碎片形成原因及其处理［J］. 中国实用妇科与产科杂志，2012，28（1）：73-75.

（四川省妇幼保健院生殖中心　魏家静）

胚胎在体外如何"补充营养"？

经过一段时间的准备，暖妹儿的取卵手术终于结束了。金哥为暖妹儿盛了一碗"大补"的鸡汤后又开始发问了。

金哥："暖妹儿，我们饿了可以吃东西，那胚胎是怎么补充营养的呢？"

暖妹儿："听说是要放在液体里面养。"

金哥："液体？什么液体？"

金哥的脑海里出现了无数个问号。

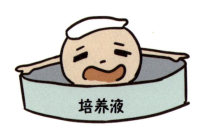

试管婴儿助孕过程中，经过取精和取卵之后，一个重要的环节就是胚胎培养。胚胎发育的整个过程是在胚胎实验室准备的培养液中进行的，受精是否顺利、胚胎发育是否正常、能获得多少个可利用胚胎等，都离不开培养液。

那么，什么是培养液？培养液有什么作用？培养液对胚胎有没有危害？

别着急，让我们一起解开这些谜题。

一、培养液是什么？

培养液是胚胎发育的载体，主要成分包括水、无机盐离子、能量物质、氨基酸、维生素、核酸前体、蛋白质、生长因子、缓冲体系及气体等，每个参数都非常重要。

培养液中的无机盐离子的主要作用是维持培养液的渗透压，有利于精子获能、精卵结合并且促进胚胎发育。能量物质，如丙酮酸、乳酸和葡萄糖，为胚胎发育提供能量，不同阶段所用的培养液所含的能量物质是有差异的。氨基酸和蛋白质的主要作用是在胚胎植入前促进胚胎发育、提供氮源、整合代谢废物。

二、培养液有什么作用？

从取出卵子到受精、形成囊胚的整个过程，需要在不同的时期更换不同的培养液，这样做是为了模拟女性子宫内的环境，使胚胎更好地发育。

当然，并不是所有取到的卵子都能够完成受精和形成囊胚，只有优质的精子和卵子相遇，然后，在胚胎实验室医生的精心呵护下，才可能最终发育成可以利用的胚胎，养育新的生命。

三、培养液对胚胎有危害吗？

培养液在临床使用前已经经过了大量的动物实验研究、临床前研究，并且已经被广泛用于临床很多年了，所以这个顾虑就可以打消了！

经过答疑解惑，相信想借助辅助生殖技术怀宝宝的准爸准妈们，也会像金哥、暖妹儿一样豁然开朗！

参考文献

［1］谢聪聪，王雪莹，安卓，等．胚胎发育生物标志物的研究进展［J］．基础医学与临床，2022，42（1）：168-172.

［2］Fujishima A，Takahashi K，Goto M，et al. Live visualisation of electrolytes during mouse embryonic development using electrolyte indicators ［J］．PLoS One，2021，16（1）：e0246337.

（四川省妇幼保健院生殖中心　张亚南）

冷冻胚胎是如何被"唤醒"的？

经历了促排、取卵等过程，暖妹儿终于迎来了移植手术。想着宝宝即将被植入自己的宫腔内，暖妹儿激动得彻夜难眠！

暖妹儿："医生，我今天会移植几个胚胎呢？"

医生："两个解冻胚胎！"

暖妹儿："好的！"

暖妹儿问完心里犯嘀咕，胚胎到底是怎么解冻的呢？

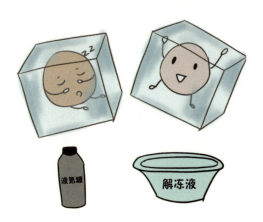

相信很多做试管婴儿的朋友心里都会有这样的疑问，未被移植的可利用胚胎都会被冷冻在零下196℃液氮中保存，那么冷冻的胚胎是怎么被"唤醒"的呢？

快来听听专业的回答吧！

冷冻胚胎的"唤醒"过程分为复苏和培养两个步骤。胚胎复苏是将胚胎从超低温状态恢复至正常生理状态的过程。胚胎实验室的医生双人核对患者的信息后，将胚胎从液氮中拿出来并迅速投入提前平衡好的37℃解冻液中使其快速复温。整个复苏过程只需要15分钟左右，不同厂家的试剂会有些许的差别。

胚胎经过平衡和洗涤后放入囊胚培养液中短暂培养，使其扩张，培养1.5～2.0小时后再植入患者的宫腔内。

这里给大家补充两个知识点。

1. 快速复苏是为了减少在温度上升过程中形成冰晶对胚胎造成伤害。

2. 洗涤胚胎是为了洗掉胚胎在冷冻过程中渗入的冷冻保护剂，并且使水逐渐进入胚胎内部，防止因水分渗入过快导致细胞膜内外渗透压变化对胚胎造成损伤。

经历过复苏和培养之后，我们的胚胎宝宝就安全地被"唤醒"了！

当然，一些质量比较差的胚胎可能经过冷冻、"唤醒"后，会有部分细胞，甚至胚胎死亡，但这个概率不足5%。目前大多数生殖中心的胚胎复苏率都在98%以上，大家不用过分担心。

总之，进行试管婴儿的朋友们，胚胎"唤醒"技术已经相当成熟了，如果你还有胚胎正在冷冻中，不用担心，需要使用的时候就来接它们"回家"吧！

参考文献

［1］孙青，黄国宁，孙海翔，等.胚胎实验室关键指标质控专家共识［J］.生殖医学杂志，2018，27（9）：836-851.

［2］韩晓敏，王君佐，李昌周，等.胚胎玻璃化冷冻复苏存活率影响因素分析［J］.中国妇幼保健，2024，39（7）：1253-1256.

［3］Sun Y F，Zhang J，Xu Y M，et al. Effects of age on pregnancy outcomes in patients with simple tubal factor infertility receiving frozen-thawed embryo transfer［J］. Sci Rep，2020，10（1）：18121.

（四川省妇幼保健院生殖中心　张亚南）

吃榴莲可以长内膜吗?

　　暖妹儿："金哥，好消息！今天我加了一个群，群里的姐妹都在说，移植成不成，关键看内膜，要想内膜好，榴莲不可少。你看，我这两个榴莲买得好不好?"

　　金哥："吃榴莲长内膜，这个靠不靠谱啊?"

　　暖妹儿："靠谱得很，我上网查过了，好多人都是这么说。"

　　于是那段时间，暖妹儿与金哥的小家总是充满了榴莲的味道，而那些不习惯榴莲味道的朋友连他们家的门都不敢进了："是榴莲打折了吗？怎么你们天天吃啊?"

　　先别着急，榴莲虽好吃，但吃榴莲这些食物真的能长内膜吗?

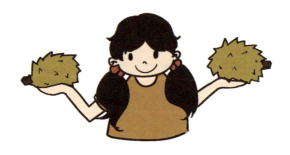

其实不管是哪种食物，主要成分都是淀粉、脂肪、蛋白质、水、矿物质、维生素和微量元素。其中水、矿物质、维生素、微量元素是小分子无机物，不需要消化就可以直接被人体吸收，而淀粉、蛋白质、脂肪在体内最终都被分解为葡萄糖、氨基酸、甘油和脂肪酸。

胚胎要着床，子宫内膜很关键。而子宫内膜的生长主要受雌激素的调控，雌激素使子宫内膜腺体和间质增生、修复，为受精卵的着床做好准备。而绝大部分食物里是不含雌激素的。

那么雌激素又是从哪里来的呢？

1. 体内：在下丘脑-垂体-卵巢轴的精密配合下，女性每月排一次卵，雌激素水平在排卵时和排卵后1周分别达到高峰。生理状态下雌激素主要由卵巢产生。子宫内膜在雌激素、孕激素的作用下发生周期性的变化，从增生期到分泌期厚度从薄到厚，如果当月没有怀孕，子宫内膜剥脱，月经来潮。

2. 体外：可以给予一定剂量的雌激素药物，促使子宫内膜生长。试管婴儿中常用的激素替代疗法准备内膜就是指的这个过程！

所以，雌激素才是长内膜的关键因素，而榴莲这类食物不含雌激素，含的是蛋白质、糖分、脂肪、膳食纤维等，所以榴莲吃多了，会长肉！

子宫内膜厚度主要和雌激素水平有关，但是人流、清宫等宫腔操作导致宫腔粘连或损伤到子宫内膜基底层（不可再生层），也会影响子宫内膜厚度。如果只是单纯内分泌因素造成的子宫内膜薄，可用激素调整，诱发排卵，或外源性给予雌激素药物（需在医生指导下）促进内膜生长。如果是机械损伤影响子宫内膜厚度，大多需要进行宫腔镜手术，但若损伤到子宫内膜基底层导致内膜瘢痕化，医生也束手无策，只能"望洋兴叹"了。

温馨提示：

　　所有的天然食物或水果都不含雌激素，民间流传的长内膜的"秘方"都不靠谱。那些还在坚持每天喝豆浆、吃黑豆的朋友们也可以停一停了。要想内膜长得好，专业建议不可少！

参考文献

　　[1] 李移，李尚德，莫丽儿，等. 榴莲果中微量元素的分析 [J]. 广东微量元素科学，2001，8（12）：60-61.

　　[2] 李蕾，范英英，李净羽，等. 子宫内膜损伤在辅助生殖中应用的研究进展 [J]. 实用妇产科杂志，2021，37（1）：32-35.

　　　　　　　　　　　　（四川省妇幼保健院生殖中心　梁梅玉）

取卵后腹胀需要喝冬瓜汤吗?

金哥:"暖妹儿,你的肚子胀好些了没有呢?今天妈妈给你煮了冬瓜汤,你快喝了吧。"

暖妹儿:"还是好胀啊,医生让我腹胀不缓解就要去医院看看。喝冬瓜汤有用吗?"

金哥:"妈妈说冬瓜汤有消肿利尿的作用。我也在网上查了,好多人发帖子说亲测冬瓜汤对取卵后腹胀有作用,喝了肿就消了,肚子也不涨了。你先试一下吧。"

暖妹儿开始大量喝冬瓜汤……

暖妹儿:"金哥,我喝了这么多冬瓜汤怎么感觉没用呢。肚子越来越大,越来越胀了,我们还是马上去医院看看吧。"

医生:"暖妹儿,你肚子胀得这么厉害,怎么不早点来医院。"

金哥:"医生,网上说喝冬瓜汤有用,我们就喝了两天冬瓜汤,结果腹胀没有缓解,反而越来越严重了。"

医生:"你们简直是胡闹,赶紧去做彩超。"

彩超提示腹水、盆腔积液,暖妹儿住进了医院进一步治疗。

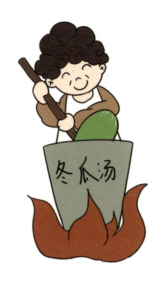

一、取卵后为什么会腹胀？

取卵后腹胀是由卵巢过度刺激综合征导致的。卵巢过度刺激综合征是指在试管婴儿助孕过程中，卵泡刺激引起卵巢增大，毛细血管通透性增加，血清从血管内转移至组织间隙，以腹腔为主。卵巢过度刺激综合征的症状包括腹胀、腹水、卵巢增大、呼吸困难等。根据病情严重程度分为轻、中、重三类。

二、取卵后腹胀喝冬瓜汤有效吗？

冬瓜是一种不含脂肪的蔬菜，含糖量极低，其所含的丙醇二酸可抑制糖类物质转化为脂肪，有利水消肿的作用。冬瓜含有丰富的蛋白质、碳水化合物、维生素及矿物质等营养成分，含钾量显著高于含钠量，是典型的高钾低钠型蔬菜。

轻度卵巢过度刺激综合征属于自限性疾病（意思是无需治疗，自己就能好），但应避免重体力活动及剧烈运动。同时告知患者，若出现病情加重，如少尿、腹胀加重、呼吸急促等不适，需要及时就诊。网上发帖子说亲测喝冬瓜汤能缓解腹胀的患者多属于此类，因为不喝冬瓜汤也能自行缓解。

中、重度卵巢过度刺激综合征患者则需入院治疗，每天饮水需限制在2L以下，禁用利尿剂，因为使用利尿剂会加重血管内容量减少。冬瓜有利尿的作用，并且含钾丰富，大量摄入冬瓜汤利尿可能导致患者血容量减少，而组织间隙的液体不会减少，也不会回流入血管内，所以并不能缓解腹胀，还可能导致电解质失衡，使病情进一步加重。

暖妹儿经过医院的对症治疗，病情缓解后出院。民间偏方不可信，还需要到正规医院规范治疗。

参考文献

［1］Practice Committee of the American Society for Reproductive Medicine. Prevention of moderate and severe ovarian hyperstimulation syndrome：A guideline［J］. Fertil Steril, 2024, 121（2）：230-245.

［2］Timmons D, Montrief T, Koyfman A, et al. Ovarian hyperstimulation syndrome：A review for emergency clinicians［J］. Am J Emerg Med, 2019, 37（8）：1577-1584.

（四川省妇幼保健院生殖中心　秦娟）

胚胎移植后总有褐色分泌物，需要吃止血药吗？

　　暖妹儿经历过一系列术前检查、促排卵、取卵之后，终于接受了胚胎移植手术，兴奋又忐忑的心情溢于言表。但在胚胎移植后的第7天，暖妹儿早上醒来发现内裤上有少量褐色分泌物，一时间不知所措，急忙来到医院急诊，想问问医生到底是怎么回事，是不是需要吃止血药。

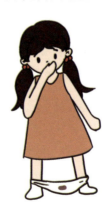

　　遇到这种情况首先不要惊慌，因为褐色分泌物通常意味着较为陈旧的出血。在决定是否需要使用止血药之前，最重要的是先确定出现褐色分泌物的具体原因。通常，我们需要详细了解患者的病史，如褐色分泌物的量、持续时间及是否有伴随症状（如腹痛、发热等）；再为患者进行妇科检查，明确血液来源，到底是来自宫腔，还是宫颈柱状上皮外移，或者是宫颈息肉等，针对不同情况采取的治疗措施截然不同。

临床上确实有一部分患者会发生胚胎着床期出血，指在胚胎移植到子宫内膜过程中可能发生的轻微出血。这种现象发生在受精卵成功植入子宫内膜，开始发育成胎儿的早期阶段。胚胎着床期出血的特征如下。

1. 时间：胚胎着床期出血通常发生在受精后的6～10天，这与很多人误以为的月经期的时间重叠，容易误认为月经来潮。

2. 持续时间：通常较短，可能只持续几小时到几天。

3. 颜色：出血的颜色可能是褐色或粉红色，这是因为出血量少且出血速度慢，血液与空气接触时间较长，发生氧化。

4. 出血量：胚胎着床期出血的量通常比月经来潮要少很多。

虽然胚胎着床期出血通常是正常的妊娠早期现象，不需要特别治疗，但如果出血伴随剧烈疼痛、发热或出血量增多等症状，应立刻到医院就诊，不应盲目使用镇痛药、止血药，治疗应该在医生的指导下进行，因为错误的治疗可能会掩盖真实病情，对胚胎移植的成功率和胚胎的健康造成不利影响。

参考文献

［1］Norwitz E R，Schust D J，Fisher S J. Implantation and the survival of early pregnancy［J］. N Engl J Med，2001，345（19）：1400−1408.

［2］Macklon N S，Geraedts J P，Fauser B C. Conception to ongoing pregnancy：The "black box" of early pregnancy loss［J］. Hum Reprod Update，2002，8（4）：333−343.

（四川省妇幼保健院生殖中心　吴洋）

胚胎移植术后乖乖在家躺，好孕才会来报到？

胚胎移植手术具有轻、快、无痛感的优点，具体操作是在超声引导下，确定好宫腔的位置，再经阴道轻轻地将胚胎送入宫腔内，整个过程仅需3～5分钟。

这项操作听起来很简单，可小伙伴们的疑问可不少。

患者A："医生，做完手术怎么上厕所啊？蹲下来的时候胚胎不就流出来了！"

患者B："是不是做完手术就要一直在床上躺着，不能起床啊？"

患者C："听说移植完胚胎不能枕枕头，还要抬高屁股。"

还有许多诸如此类的问题，甚至有人吃喝拉撒都在床上解决，认为这样才是致孕的"法宝"。

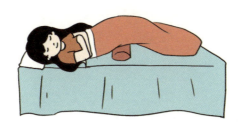

究竟这样做是"法宝"还是"废宝"呢？让我们来一探究竟！

首先我们要先弄清楚人的生理解剖结构。尿液通过膀胱从尿道排出，食物通过消化系统消化吸收后形成的残渣（粪便）从肛门排出，胚胎则是放入宫腔内，子宫、尿道、肛门三者之间并没有连接关系，因此大小便都不会对胚胎造成影响。

当然这个解释不足以说明胚胎植入宫腔后不会掉出来，别着急，再来深入研究一下。

胚胎其实很小，我们的肉眼是看不到的，胚胎实验室的医生都得通过显微镜来观察它。胚胎被送入宫腔后会黏附在子宫内膜上，借助内膜绒毛的蠕动来运动，重力并不会影响胚胎的运动。另外，宫颈分泌的黏液栓可以阻断子宫内外的通道，这样就可以将胚胎牢牢地包裹在宫腔里面了。因此胚胎不会因我们的体位改变而改变运动轨迹，也不会受重力的影响从宫腔掉出来。

可能还有小伙伴会说："虽然不怕胚胎掉出来，但术后躺着肯定没有坏处的！"

很多患者认为胚胎移植术后长时间卧床休息，可提高术后妊娠成功率。但研究表明，胚胎移植术后卧床休息并不能提高妊娠成功率，长时间卧床反而会对妊娠结局产生不利的影响。

不利影响一：长时间卧床限制了日常活动，导致患者心理压力增大，继而出现焦虑、紧张等一系列的负面情绪。这些负面情绪会导致神经内分泌调节紊乱，从而影响妊娠成功率。

不利影响二：对于新鲜移植周期的患者来说，体内的雌激素水平较高，长时间卧床缺乏运动，会增加血栓形成的风险。血栓一旦脱落，会随着血液循环到达人体的重要器官，引起更严重的并发症。

不利影响三：长时间卧床不利于子宫血液循环，影响宫腔血流灌注，进而可能影响胚胎着床。

不利影响四：长时间卧床不仅容易造成腰骶部的不适，还会导致胃肠蠕动减慢，引起消化不良、便秘、腹胀等不良反应。

总结：

长期卧床坏处显，好孕口诀记心间。不良情绪影响大，谨防血栓的风险。宫腔血供要保障，活动心态都重要。笑颜常在福气满，好孕自然来报到。

参考文献

［1］蔡美燕，孙小玲. 体外受精－胚胎移植术后卧床休息时间对妊娠结局的影响［J］. 中华妇幼临床医学杂志（电子版），2017，13（1）：84-87.

［2］Bar-Hava I，Kerner R，Yoeli R，et al. Immediate ambulation after embryo transfer:aprospective study［J］. Fertil Steril，2005，83（3）：594-597.

［3］Klonof-Cohen H，Chu E，Natarajan L，et al. A prospective study of stres among women undergoing in vitro fertilization or gamete intrafalopian transfer［J］. Fertil Steril，2001，76（4）：675-687.

（四川省妇幼保健院生殖中心　邓希）

谁来拯救千疮百孔的"PP"？

对于试管婴儿的良药之一——黄体酮注射液，你是否又爱又恨？爱它的物美价廉，恨它长期注射的痛苦。

黄体酮注射液为无色或淡黄色澄明油状液体，是黄体酮的灭菌油溶液，主要成分为黄体酮，辅料为注射用油，常用于肌内注射。由于价格低廉、药效好，黄体酮注射液被临床广泛使用。

黄体酮注射液用于试管婴儿助孕，使用时间至少1个月以上。由于油剂不容易被吸收，长时间注射可能会造成注射部位皮疹、瘙痒、疼痛、刺激、红肿、局部硬结，严重者甚至可能发生局部无菌性脓肿。

怎样才能有效缓解疼痛和预防硬结呢？

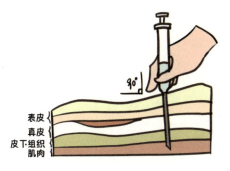

一、放松、放松、再放松

注射的时候患者因为紧张，出现心率加快、呼吸加快、全身紧张、臀部肌肉紧绷。

这样会导致注射时进针困难、疼痛加剧，而且影响药物吸收效果。因此，在注射黄体酮注射液时要尽可能地放松，肌肉越放松，才越有利于黄体酮注射液的吸收，同时也可以降低注射时的疼痛感，减少硬结的发生。

二、注射深度要适宜，选择"Z"字注射法

注射操作虽简单，但有效的注射才能更好地发挥药物作用。

注射时应尽量选择深部肌肉注射，避免药液潴留在脂肪层，影响药液的吸收。选择"Z"字注射法能将药液限制在注射肌肉局部，防止药液外漏，既避免浪费药液，又减少了药液对皮下组织的刺激。

三、经常更换注射部位

"来，护士姐姐，就给我打这一边，要痛就痛一边。"
这样可不行哦。

对于长期使用黄体酮注射液的患者，应注意及时更换注射部位。研究显示，同一部位连续注射不宜超过14次，两侧臀部应交替进行注射。

四、预防硬结小妙招

预防硬结要提早，硬结出现才干预就为时已晚了。

1. 热敷：有效改善注射部位血液循环，促进药液消散吸收，同时可减弱痛觉神经兴奋性，改善组织炎性水肿。

具体操作：注射完后2～3小时用毛巾（42～50℃）热敷注射部位，每天2次，每次30分钟，2次间隔6～8小时，毛巾变凉后应及时更换。切勿注射完后立即热敷，这样易造成药物外渗或微生物入侵引起感染。

2. 土豆片贴敷：土豆片的主要成分为胡萝卜素、维生素B、维生素C及龙葵胺、龙葵碱、块茎葛素等，其中龙葵碱可在局部组织中起到活血化瘀、营养肌肉组织、消炎镇痛的作用。

具体操作：注射后2～3小时将洗净的新鲜土豆切成1～2mm的薄片，覆盖于注射部位，每天1次，每次2小时，每天定时贴敷。

五、更换药物

目前有优质证据证明阴道用的黄体酮凝胶或软胶囊均可以很好地替代黄体酮注射液，整个试管婴儿助孕过程中其实都不必注射黄体酮注射液。每个人的偏好不一样，有的患者可能不喜欢阴道用药，但如果在注射黄体酮的过程中出现皮肤硬结、红肿，甚至药物外渗，建议及时停用注射剂，更换为阴道用黄体酮。

参考文献

［1］黄海英.肌肉注射后发生的硬结原因及护理对策［J］.中国保健营养（中旬刊），2014，24（1）：193-194.

［2］路海娟.生土豆片外敷治疗肌肉注射硫酸镁引起的硬结［J］.临床医学文献电子杂志，2015，2（30）：6218-6219.

［3］林丽华，冯亚非，韩蕾，等.基于不同人体学指标对臀部肌内注射部位的选择分析［J］.东南国防医药，2022，24（4）：434-436.

［4］中国医师协会生殖医学专业委员会.孕激素维持妊娠与黄体支持临床实践指南［J］.中华生殖与避孕杂志，2021，41（2）：95-105.

（四川省妇幼保健院生殖中心　邓希）

试管之路——学会适当"躺平"才能真正"躺平"

有的患者觉得只要进了生殖中心做试管婴儿，"造人计划"就全权交给医生，自己只需要"躺平"。

就此问题我们采访了三对小夫妻。

小夫妻A："是的呀，进了医院，医院肯定会给我们都安排好的。"

小夫妻B："医生又不是神仙，做了试管还是有可能怀不起，那该怎么办？"

小夫妻C："我们都不懂，反正到了医院都听医生的，其他的都不管了。"

一、做试管婴儿到底能不能"躺平"？

怀孕是多方努力的结果，不仅需要医生过硬的技术和完善的医疗条件，患者自身的条件及夫妻双方的配合也尤为重要。就像是光有一把枪，没有过硬的射击技术和质量好的子弹是无法顺利射中目标的。

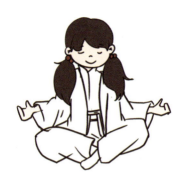

二、适当"躺平"≠完全"躺平"。

有的患者可能会迷茫了，那我究竟该不该"躺平"？不"躺平"我又能做些什么？

下面我们就来一起学习一下，如何适当"躺平"。

如果你正处于焦虑、紧张甚至抑郁状态，那必须学会在心理上"躺平"。文献报道在试管婴儿助孕过程中，心理压力过大就会出现焦虑、抑郁及感知压力等负面情绪，这种不良的心理状态可通过心理-神经-免疫-内分泌网络影响母体的免疫稳态、囊胚的孵化和子宫内膜的容受性，进而影响胚胎滋养层的增殖、侵袭、血管重塑等，降低胚胎移植的成功率。而失败的胚胎移植过程又会加重患者心理上的痛苦，形成恶性循环。

如果你已经出现了上述一系列负面情绪，不必惊慌，做到以下几点，正视并解决它。

1. 充分信任医生。

生殖中心的医生都有着丰富的临床经验，积极配合医生，使医生能够充分掌握试管婴儿周期中我们身体的变化，医生才能够根据这些反应及时制订解决方案。唯有相互信任、及时沟通，才能实现我们的目标。

2. 学会自我情绪调节。

1）多做深呼吸。当你焦虑不安时，尝试着多做几次深呼吸，让自己慢慢放松下来，也可以通过冥想或瑜伽的方式来放慢呼吸。

2）找到适合自己的情绪发泄方式。可以通过读书、写日记、跳舞、画画、和朋友倾诉等方式来转移注意力，缓解自己的压力。培养一个兴趣爱好，有助于身心健康。

3）音乐疗法。音乐疗法能刺激大脑分泌出一种称为内啡肽的激素，内啡肽可降低肾上腺素的水平，从而缓解压力、减轻负面情绪。

4）渐进性肌肉放松训练。渐进性肌肉放松训练是一种用于促进身体和心理放松的技巧，通过有意识地收缩然后放松肌肉群，可以更好地感知和控制自己的身体状态，从而缓解身体紧张和压力，促进睡眠，提高生活质量。

三、什么时候不能"躺平"呢？

俗话说，不打无准备之战。只有做好了充分的准备，才能更好地帮助我们成功妊娠。做好以下准备，能帮助你快速进入"备战"状态。

1. 健康规律的生活。

制定生活作息表，早睡早起，不熬夜，保证充足的睡眠；适当身体锻炼，提高身体免疫力。

2. 均衡饮食。

食物搭配应遵循食物类别多元化、精细粮食与粗粮搭配、荤素平衡的原则。记得要拒绝高脂、高糖、高热量的食物，以避免代谢异常，影响妊娠。

3. 及时补充叶酸。

叶酸不仅可以预防婴儿神经管畸形，还可以降低自然流产发生率，减轻妊娠反应，促进胎儿生长。通常在做试管婴儿前3个月及成功妊娠后3个月均需补充叶酸。

4. 戒除不良的生活习惯。

避免吸烟、酗酒和滥用药物，避免接触有毒有害及放射性物质。男性应避免长时间蒸桑拿和泡温泉。女性不使用劣质化妆品，避免经常染发、烫发、涂指甲油等。

参考文献

［1］陈楠，周燕，张红艳，等. 焦虑抑郁状态对不孕女性体外受精—胚胎移植妊娠结局影响的相关性分析［J］.中国性科学，2022，31（10）：105-109.

［2］王令怡，李子叶，催琴. 音乐疗法对抑郁症患者的临床效果研究［J］.心理月刊，2023，18（13）：112-114.

（四川省妇幼保健院生殖中心　邓希）

和准爸爸一起减重吧！

最近，暖妹儿陷入了身材焦虑，她与金哥的备孕过程遇到了困难。在医院，暖妹儿遇到许多同样面临减重压力的女性，特别是那些需要通过试管婴儿助孕的准妈妈。

当自己的体重下降缓慢，血糖、胰岛素不达标时，生殖中心的医生会告知准妈妈这可能降低试管婴儿的妊娠成功率。这时准妈妈往往很难过，尤其是伴侣大腹便便却毫无身材焦虑，还要吐槽你不够努力时，准妈妈对减重的必要性产生了深深的质疑：

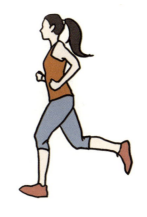

为什么做试管婴儿前要减重？

为什么我没有超重医生还让我减重？

为什么做试管婴儿失败了要怪我体重没控制好？

针对以上问题，让我们来看一下肥胖对做试管婴儿到底有哪些影响吧！

一、肥胖影响卵子质量

很多人类和动物试验证实，肥胖影响卵子的多个层面，包括细胞分裂组装、线粒体动力、遗传基因修饰功能等。这些都可能与胚胎染色体异常、获取胚胎数量降低及胎儿发育迟缓有关。

二、肥胖影响超排卵过程中的卵泡发育和药物使用

有研究指出，随着体重指数（BMI）的升高，促排卵过程中卵巢对药物的反应呈下降趋势。试管婴儿助孕过程中，与体重正常的女性相比，肥胖女性获得卵子的数量更少，胚胎质量更差。这主要是因为卵泡刺激素浓度达到某个阈值才会刺激卵子发育，促进卵子生长。然而试管婴儿促排卵过程中，外源性给予的卵泡刺激素很难使肥胖女性达到该阈值水平，导致外源性卵泡刺激素需求量增加，促性腺激素使用量增加、使用时间延长。

三、肥胖影响子宫内膜功能

肥胖女性，特别是患有多囊卵巢综合征的肥胖女性，体内的高胰岛素血症及胰岛素抵抗会导致胰岛素样生长因子-1的高表达，这种因子会导致子宫内膜细胞异常增殖，影响子宫内膜的变化，使内膜条件不利于胚胎着床，从而导致月经周期紊乱、子宫内膜病变、不孕及流产。

四、肥胖增加分娩并发症和出生缺陷的风险

超重及肥胖的女性更容易患妊娠糖尿病、高血压、先兆子痫等，同时也更容易发生胎膜早破、胎儿窘迫、早产、剖宫产、围产期死亡等。此外，肥胖女性生育出生缺陷婴儿的风险更高，如脊柱裂、脐膨出、心血管缺陷等。

五、没有超重还让我减肥——胰岛素是罪魁祸首

当机体出现胰岛素抵抗时，需要更多的胰岛素才能使血糖维持在正常水平。肥胖女性常伴有胰岛素抵抗，会影响脂肪代谢，促进脂肪细胞生长，阻止其分解，尤其是腹型肥胖的女性。有些女性的体重在正常范围内，但是体脂率高、腰臀比异常，检查提示胰岛素含量超过正常水平，也需要适当运动锻炼、控制饮食。

减重是一项需要毅力、勇气、耐心的事情，虽然减重对做试管婴儿有诸多好处，但过度减重是不可取的。过度减重可能会引起身体的应激反应，影响激素分泌，进而对试管婴儿的妊娠成功率产生负面影响。

体重下降=合理饮食+适当锻炼+保持愉悦的心情。

同时，准爸爸在妻子减重时，一定要照顾妻子的情绪，如果准爸爸也有体重超标的情况，也要一起努力减重，毕竟男性肥胖会引起精子质量下降，导致胚胎质量下降，降低妊娠成功率。也有研究发现爸爸肥胖会影响下一代的健康。

所以不论是辅助生殖技术助孕还是正常备孕的小夫

妻，如果已经超重，为了自己以及宝宝的健康，一起努力减重吧！

参考文献

［1］中国超重/肥胖不孕不育患者体质量管理路径与流程专家共识编写组.中国超重/肥胖不孕不育患者体质量管理路径与流程专家共识［J］.中华生殖与避孕杂志，2020，40（12）：965-971.

［2］中华医学会糖尿病学分会.胰岛素抵抗相关临床问题专家共识（2022版）［J］.中华糖尿病杂志，2022，14（12）：1368-1379.

［3］Sermondade N，Huberlant S，Bourhis-Lefebvre V，et al. Female obesity is negatively associated with live birth rate following IVF：A systematic review and meta-analysis［J］. Hum Reprod Update，2019，25（4）：439-451.

（四川省妇幼保健院生殖中心　栾宗桧）

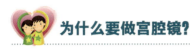

为什么要做宫腔镜？

川川妹妹："表姐，我去医院做试管婴儿已经取卵了，医生说移植前要做宫腔镜看一下。宫腔镜是什么呀？你知道吗？"

暖妹儿："走，我陪你去医院咨询一下。"

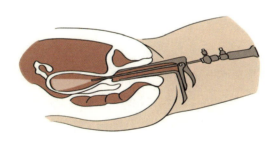

一、什么是宫腔镜？

宫腔镜是一项微创诊疗技术，是经阴道和宫颈插入子宫内的内镜，用于观察子宫内膜、输卵管口、子宫颈管、宫颈和阴道，并放大所观察部位，基本确定病变的部位、范围、性质，并且可在直视下取材。

大部分宫腔镜为硬质的,包括一个包绕内镜通道、膨宫介质(如生理盐水、乳酸林格液、甘露醇等)流入和流出通道及手术器械的外鞘。

宫腔镜的适应证:异常的绝经前或绝经后子宫出血、子宫内膜增厚或息肉、黏膜下子宫肌瘤、宫腔粘连、宫内节育器或其他异物、妊娠物残留、评估剖宫产瘢痕缺损或子宫憩室、影像学表现异常或不明确等。

宫腔镜的禁忌证:存活的宫内妊娠、子宫积脓、活动性盆腔感染(包括生殖器疱疹病毒感染)、宫颈癌等。

另外,子宫出血过多会限制宫腔镜视野,但不是禁忌证;躯体共存疾病,如冠状动脉性心脏病、高血压、糖尿病、甲状腺疾病等,也可能是宫腔镜的潜在禁忌证。

二、哪些人在试管婴儿过程中需要做宫腔镜?

目前,试管婴儿技术在不断完善,妊娠成功率有了显著提高,但影响试管婴儿妊娠成功的因素很多,如患者卵巢状况、促排卵方案的选择、胚胎质量、实验室培养液的选择、操作者的技术。实现妊娠的关键条件之一是宫腔内环境,宫腔镜检查是评估宫腔内环境和识别子宫内病变最可靠的方法。

在不孕或者反复流产患者宫腔中常见的除了子宫内膜息肉、宫腔粘连外,还有一个不太容易被发现的疾病,那就是子宫内膜炎。由于子宫内膜炎临床症状隐匿,容易被忽略。

子宫内膜炎病因复杂，主要由阴道内定植菌上行感染所致，常常继发于月经、流产、分娩及各种宫腔手术，此外，植入宫内节育器、子宫内膜异位症、子宫内膜息肉、体内雌激素水平降低等任何引起子宫内膜慢性刺激的因素均可导致子宫内膜炎的发生。

子宫内膜炎主要通过免疫细胞和免疫因子表达异常、改变子宫内膜蠕动等多方面机制，损害子宫内膜容受性，影响胚胎植入，导致反复胚胎种植失败、妊娠丢失、复发性流产等不良妊娠结局。在试管婴儿助孕过程中，子宫内膜炎的治疗显得尤为重要。

专家建议：

对于原发性不孕、反复胚胎种植失败、不明原因不孕、不明原因反复流产的女性应完善子宫内膜炎相关检查。目前认为，对于有适应证的患者行宫腔镜，若发现子宫内膜炎相关表现，治疗后可以提高妊娠成功率。

三、宫腔镜的注意事项

时间：月经干净1周内（禁止性生活），此时子宫内膜处于增殖期早期，子宫内膜薄且不易出血，黏液分泌少，易发现宫腔病变。

术前检查：术前需要完成阴道分泌物、尿或血人绒毛膜促性腺激素、尿常规、血常规、凝血功能、电解质、血糖、子宫附件彩超、心电图、输血前（乙肝、梅毒、HIV、丙肝）、血型等检查。

检查场所：对于轻微宫腔粘连、单发较小子宫内膜息肉，可门诊宫腔镜直接处理。对于时间长、较复杂的宫腔镜手术，需要住院进行。

术后处理：对于术中无明显异常的患者，常规等待病理学检查结果。若术中发现子宫内膜炎相关表现，术后需抗炎治疗。

参考文献

［1］叶宇琳，刘俐. 子宫内膜容受性影响因素的研究进展［J］. 临床医学研究与实践，2021，6（18）：187-189.

［2］Qiao J, Wang Y, Li X, et al. A Lancet commission on 70 years of women's reproductive, maternal, newborn, child, and adolescent health in China［J］. Lancet, 2021, 397（10293）：2497-2536.

［3］袁静，陈超，张颖. 慢性子宫内膜炎对生育影响的研究进展［J］. 国际生殖健康/计划生育杂志，2021，40（3）：256-259.

（四川省妇幼保健院生殖中心　缪淳）

解读卵子冷冻：科学、法规与个人选择

　　卵子冷冻在某些国家已经商业化，在网络上获取相关信息可能让一些人误以为卵子冷冻是一种"生育保险"或"生育后悔药"。然而，从医学角度来看，卵子冷冻并非适用于所有情况。卵子冷冻主要是为了特定医疗需求而设计的辅助生殖技术，是一种补救性医疗措施。

　　下面让我们进一步了解卵子冷冻，更全面地认识到这项技术的作用和局限性，希望能改变大家对卵子冷冻的一些错误看法。

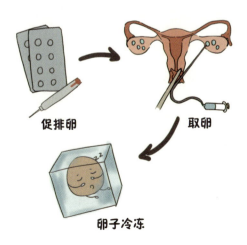

促排卵　　　　　取卵

卵子冷冻

一、了解卵子冷冻：从概念到实施步骤

卵子冷冻是一种医学技术，通过实验室方法超低温保存女性卵子，为未来生育提供可能性，突破生育年龄限制。对于肿瘤患者，可在化疗前冷冻卵子，降低化疗对生育能力的潜在影响。如果出于医疗需要进行卵子冷冻，通常会包括以下几个阶段。

1. 门诊评估和准备：医生会进行全面医学评估，并提交生殖医学伦理委员会讨论指征。

2. 超促排卵：待伦理审批通过后，医生根据患者的卵巢储备功能和其他情况，采用合适的促排卵方案，并用药物来促进卵子发育。

3. 手术取卵：门诊取卵手术获取卵子。

4. 玻璃化冷冻和超低温保存：由专业人员在实验室中用特殊的保护液处理卵子，以防止在极低温度下形成冰晶。将处理后的卵子存储在零下196℃的液氮中，以长期保持其生命力。

二、关于卵子冷冻的风险提示：您需要知道的事

卵子冷冻虽然为女性提供了保存生育力的选择，但也存在一定风险，我们应该全面了解。

1. 促排卵风险。

1）轻微不适：头痛、情绪波动、腹胀等。

2）卵巢过度刺激综合征：极少数情况下可能发生，症

状包括腹痛、恶心等，严重时可危及生命。

2. 取卵手术风险。

1）出血或感染：概率较低，但仍需注意。

2）卵巢囊肿蒂扭转：非常罕见，可能需要手术治疗。

3. 麻醉相关风险：发生麻醉药物不良反应，如恶心、头晕等。

4. 长期风险：可能会对未来妊娠产生影响，目前研究显示影响较小，但仍需更多长期数据。

重要提示：

大多数风险都很罕见，多数患者能够顺利完成整个过程。但在决定采取这项措施前，建议充分了解自身情况，咨询专业医生意见，权衡利弊后做出明智的选择。整个过程必须在具有相关资质的正规医疗机构进行，由经验丰富的专业医疗团队操作，以确保安全性和有效性。

三、卵子冷冻与后代健康：相关医学认知

1. 早期阶段：1986年，世界上首例使用冷冻卵子技术诞生的婴儿在意大利出生。在随后的20多年里，这项技术仍处于探索阶段，成功率较低。

2. 技术突破：随着卵子冷冻技术特别是玻璃化冷冻技术的推广，2013年，美国生殖医学会（ASRM）发布指南，确认成熟的卵子冷冻技术已经可以应用于临床。

3. 目前情况：全球已有超过1000例使用冷冻卵子技术诞生的婴儿。现有的研究表明，这些婴儿在染色体和早期发育方面没有显示出额外的风险。

4. 持续研究：这项技术相对较新，使用冷冻卵子诞生的孩子年龄普遍较小，科学界仍在进行长期、大规模的研究，以全面评估这项技术对后代远期健康的影响。

重要提示：

卵子冷冻是一项复杂的医疗技术，应在专业医疗机构进行，并遵守相关法律法规。在考虑使用这项技术时，建议与专业医生充分沟通，了解最新的研究进展和潜在风险。

四、卵子冷冻技术的成功率：事实与误解

许多人关心卵子冷冻技术的成功率。让我们来看看相关科学研究的发现。

1. 复苏率与活产率的区别：复苏率指成功解冻卵子的比例，通常较高。活产率指最终成功分娩健康婴儿的比例，这才是真正的妊娠成功率。

2. 从复苏到活产的过程：卵子解冻后，需要进行特殊的受精程序。受精成功后，还需经过胚胎培养和移植等步骤。每个步骤都会影响最终的妊娠成功率。

3. 科学研究的发现。

1）35岁以下女性：冷冻5枚卵子，累计妊娠成功率约

15%；冷冻15枚以上卵子，累计妊娠成功率可接近90%。

2）35岁以上女性：无论冷冻多少卵子，妊娠成功率最高30%～40%。

4.卵子冷冻为何比胚胎冷冻更难成功？

1）卵子的影响：卵子是人体的"巨人细胞"，不仅体积大，还蕴含着大量的水分，就像一个装满水的气球。这个特点让卵子在冷冻过程中面临着独特的挑战。而且卵子不仅仅是一个简单的细胞，它更像是一个装满了生命初始所需物质的"启动包"。这个"启动包"里包含了大量的mRNA和蛋白质，它们是胚胎早期发育的关键物质。冷冻和解冻过程可能会对这个"启动包"造成一些损害，就像是快递过程中可能会对包裹内的物品造成一些影响。这可能会影响到未来胚胎的早期发育。

2）冷冻保护剂的影响：在冷冻卵子时，我们会使用一种特殊的"防冻剂"，也就是冷冻保护剂。其作用是防止卵子在冷冻过程中形成冰晶，就像我们在寒冷的冬天给汽车加防冻液一样。然而，由于卵子体积大、表面积相对较小，冷冻保护剂渗透到卵子内部的速度比较慢。这就好比给一个大水球注入防冻液，需要更多的时间和努力。

3）冰晶的影响：如果冷冻保护剂没有完全渗透到卵子内部，完全替换卵子内部的水分，剩下的水分在冷冻过程中可能会形成细小的冰晶。这些冰晶就像一把把小刀，可能会伤害卵子内部结构，影响其存活率。这就解释了为什么卵子的冷冻复苏率（80%～90%）低于胚胎（约99%）。简单来说，卵子在冷冻过程中更容易受到伤害。

4）卵子冷冻的成功率：解冻后，50%～70%的卵子能与精子成功结合。这些受精卵中，40%～50%能发育成胚胎。这些胚胎约50%能成功植入子宫。这个过程就像是一场接力赛，每个阶段都会有一些卵子或胚胎被淘汰。

5）年龄的影响：值得注意的是，很多女性在使用冷冻卵子时已经年龄较大。随着年龄的增长，卵子的质量会逐渐下降，进一步降低了卵子冷冻的成功率。

5. 建议。国际上普遍建议冷冻15枚以上的成熟卵子，以提高成功率。对于年轻女性，这个数量可能足以达到较高的活产率。对于高龄女性，即使冷冻大量卵子，成功率也可能相对较低。

重要提示：

卵子冷冻技术是一个复杂的医疗过程，其成功率受多种因素的影响。在考虑这项技术时，建议与专业医生详细讨论个人情况，了解最新的科学研究结果，并权衡各种选择。同时，也要考虑自然生育的时机，不要过度依赖技术而错过最佳生育年龄。

五、国内卵子冷冻技术：法规与现状

1. 相关法律规定：在我国，卵子冷冻属于辅助生殖技术范畴,受到严格的法律管理。根据《人类辅助生殖技术管理办法》,使用这项技术需要满足特定条件。

2. 合法情况:目前,我国法律允许在以下两种情况下进行卵子冷冻。

1)已婚夫妻在进行试管婴儿助孕时,如果在取卵当天无法完成受精,可以冷冻卵子。

2)女性肿瘤患者在接受可能影响生育能力的治疗前,可以选择冷冻卵子。

3)通过伦理委员会讨论通过的适应证:年轻的卵巢储备功能下降患者,合并影响卵巢功能的疾病如卵巢巧克力囊肿、自身免疫性疾病等。

3. 限制:目前,我国法律尚未允许单身女性以保存生育力为目的进行卵子冷冻。

4. 卵子冷冻的考虑因素:

1)医疗风险:取卵手术存在一定风险。

2)费用:这项技术通常费用较高。

3)成功率:随年龄增长,成功率可能下降。

4)孕产风险:高龄孕产可能增加母婴健康风险。

5. 建议:卵子冷冻技术并非生育的"保险单"或"后悔药"。对于大多数健康女性,在适当年龄自然生育仍是首选。如有特殊情况或疑虑,建议咨询专业医生,了解个人情况和可能的选择。

> **重要提示：**
>
> 卵子冷冻是一项复杂的医疗技术，应在符合法律规定的情况下，在专业医疗机构进行。在考虑使用这项技术时，建议充分了解相关法律法规，并与专业医生详细讨论个人情况、潜在风险和替代方案。

参考文献：

［1］Donnez J, Dolmans M M. Fertility preservation in women［J］. N Engl J Med，2017，377（17）：1657-1665.

［2］Lew R, Foo J, Kroon B, et al. ANZSREI consensus statement on elective oocyte cryopreservation［J］. Aust N Z J Obstet Gynaecol，2019，59（5）：616-626.

［3］江素仕，杨亚波，樊延军，等.冷冻卵子的社会、伦理和法律问题［J］.中华生殖与避孕杂志，2020，40（10）：871-875.

（四川省妇幼保健院生殖中心　熊东升）